Ma Victoire
sur le cancer

Un parcours non conventionnel

Notre imprimeur, Présence Graphique,
participe au respect et à la protection de notre Planète.

PEFC 10-31-2677

Imprimé sur papier PEFC
La certification atteste du respect des fonctions environnementales, économiques et sociétales des forêts et participe à leur gestion durable.

Couverture maquettiste : Isabelle Frogé et GC Concept - 36250 St Maur
Photo de l'auteure : Philippe Rougier

Centre Mexico en Berry
36110 Rouvres les Bois
France
www.editionsdu7.fr

Dépôt légal : 4èmeTrimestre 2020
ISBN : 978-2-911876-13-4

Nicole Dhuin

Ma Victoire sur le cancer

Un parcours non conventionnel

Préface du Professeur
Christian Dubreuil

Les Éditions du 7
Centre Mexico en Berry
36110 Rouvres les Bois
France
editionsdu7@orange.fr
www.editionsdu7.fr

Table des Matières

Préface

La rencontre avec Nicole Dhuin dans l'Oregon au lac Klamath, puis au Mont Shasta, montagne sacrée, centre énergétique, enveloppé de mystère n'est pas le fruit du hasard et m'a permis de découvrir avec Nicole que nous partagions les mêmes idées, la même philosophie concernant la prise en charge des maladies et la place de la spiritualité dans les soins aux patients.

Nous nous sommes découvert un autre point commun : le Berry ! Je suis natif de Lignières dans le Cher, Nicole est installée près de Châteauroux dans l'Indre, pour vivre l'histoire de sa vie.

Le Berry, pays de George Sand, pays des sorcières, des sortilèges, des rebouteux et guérisseurs est une terre pauvre, difficile à travailler comme le relataient mes grands-parents cultivateurs. Le Berry, coin de France un peu oublié, terre de labeur, d'humilité, de mes racines ; les berrichons sont profondément attachés à leur terroir, à leurs coutumes, à leur langue d'oïl avec laquelle j'ai été éduqué, à leur histoire. En Berry on a bien les pieds sur terre et on apprécie la vie !

Nicole a vaincu son cancer, le cancer : c'est bien le patient qui se guérit, car les différents traitements proposés ne font au mieux que le mettre dans les meilleures prédispositions possibles pour qu'il guérisse tout seul.

Que fait le chirurgien pour réparer un os fracturé ? Il confectionne un plâtre pour aligner parfaitement les fragments osseux, met une plaque et des vis, mais qui soude l'os ? C'est le principe de la médecine traditionnelle ou académique actuelle.

Mais que fait-on de la psyché ? Des émotions ? de l'inconscient qui nous gouverne ? On ne peut soigner le corps sans soigner l'esprit : " *Là où l'esprit souffre, le corps souffre aussi.* " Paracelse 1525, et, pour notre écrivaine berrichonne George Sand : " *Nous ne sommes pas seulement corps ou simplement esprit : nous sommes corps et esprit ensemble.* "

Si dans son livre, Nicole souligne qu'il ne faut pas négliger ou critiquer la médecine académique, elle lui reproche son dogmatisme, ses certitudes, la force et la faiblesse de ses publications , comme on a pu le constater à propos de la Covid 19 ; le médecin est devenu un excellent technicien d'organe, mais souvent déconnecté du terrain , de la réalité, des émotions du patient qui font le lit de la maladie.

Chaque patient est différent de l'autre : nous sommes des êtres uniques au monde, par notre génétique, notre éducation, nos apprentissages. Pourquoi vouloir, pour une maladie donnée, appliquer un traitement informatisé, une recette, un protocole identique pour tout le monde ?

La personnalité d'un individu importe davantage dans le traitement que son corps physique.

Le médecin ou le malade oublient souvent que nous sommes responsables de notre guérison : il ne faut pas tout attendre de pilules miracles, de quelques séances de psychothérapie, d' arrêts de travail pour guérir ; il faut savoir aussi se prendre en charge, aller de l'avant, faire des projets et ne pas rester passifs.

Les médecins ne sont pas des guérisseurs, mais des soignants. Je dis volontiers à mes patients que je n'ai jamais guéri quiconque, mais que j'ai soigné des milliers de gens.

La maladie vient d'un déséquilibre entre le corps, l'âme, et l'esprit. Faire une médecine humaine c'est d'abord s'occuper des conflits qui génèrent des dérèglements, comme le diabète, l'obésité voire le cancer.

Le principe fondamental de la médecine globale ou holistique est d'abord la communication entre le soignant et le soigné. On voit trop souvent " soigner une radiographie, un résultat biologique " sans s'enquérir davantage des symptômes du patient.

Pendant plus de 30 ans, j'ai prôné auprès des étudiants, médecins, malades, le rôle de l'émotionnel dans la genèse des maladies de ma spécialité : 80 % des acouphènes, vertiges, maladie de Ménière, surdité de perception, nez bouché, douleurs pharyngées sont d'ordre émotionnel. Cela est très facile à démontrer par l'anamnèse, les examens cliniques et paracliniques.

Combien de fois et ai-je vu discrètement ricaner lors de congrès, de réunions, mes confrères (y compris des professeurs d'université), lorsque je leur tenais ce langage incongru et abscons sur l'inconscient, qu'ils ignoraient, bien qu'ils respectassent avec considération le chirurgien que j'étais.

Les étudiants en médecine actuels, les jeunes internes que j'ai formés, sont beaucoup plus intéressés et ouverts à cette prise en charge émotionnelle du patient. J'en suis fier et rassuré pour l'avenir de notre médecine. Comme disait Einstein : *" L'esprit est comme un parachute : il ne peut fonctionner que s'il est ouvert. "*

Mais qu'en sera-t-il quand ils seront installés en ville ou à l'hôpital confrontés à toutes les démarches administratives chronophages qui laissent de moins en moins de place à l'entretien singulier avec le patient ?

Dans son livre, Nicole rend hommage à tous les chercheurs oubliés qui ont apporté leur contribution à la médecine traditionnelle, relégués dédaigneusement aux oubliettes par cette médecine.

Elle fait une très belle synthèse des différentes thérapies, des prises en charge non médicales, auxquelles le lecteur peut se reporter facilement. Elle parle de la constitution du corps humain, du pouvoir des mains, des médecins du ciel, des vies antérieures ; chaque chapitre est particulièrement détaillé et surprenant.

Dans son chemin de guérison elle relate avec beaucoup d'émotions, toutes ses croyances, incertitudes, déceptions, joies, qui jalonnent ses années de galère et pourtant, la guérison était au rendez-vous. Elle insiste beaucoup sur la liberté du choix thérapeutique par le patient, sur la nécessité de l'informer quant aux différentes possibilités thérapeutiques, leurs avantages, leurs inconvénients, les risques, et d'obtenir de la part du médecin un consentement loyal et éclairé.

La maladie est un signal d'alarme, une réaction de l'organisme pour se débarrasser de ce qu'il ne lui convient pas, mais nul ne peut promettre, ou prédire la guérison. Toute thérapie est bonne à condition d'avoir confiance, d'avoir une bonne alliance avec le thérapeute.

C'est là que la psyché, l'émotion est au centre de nos vies. C'est une notion floue qui a la particularité d'être propre à chaque individu. C'est une réponse comportementale et physiologique qui reflète ou révèle le vécu subjectif du patient. L'émotion traduit la façon dont la personne réagit à un événement. Elle entraîne des manifestations corporelles comme la tachycardie, l'hypertension artérielle, des vertiges, un eczéma, un cancer... Les émotions permettent de faire comprendre aux autres et aux médecins ce que nous ressentons et ce que nous voulons qu'ils ressentent. La colère, la culpabilité, la tristesse, le dégoût, la peur sont les émotions les plus fréquemment retrouvées en pathologie. Il ne faut pas oublier les mémoires de nos vies passées, l'inconscient collectif ou l'inconscient de l'individu lui-même que l'on peut explorer lors de sa vie fœtale, et dans les toutes premières années de sa vie, grâce à l'hypnose, l'EFT (Emotionnel Freedom Technique.). Les empreintes génétiques fixées dans l'ADN de nos cellules nous poursuivent et nous accompagnent tout au long de notre vie.

Nicole rappelle avec force les causes extérieures qui pourraient générer des maladies ou des cancers : une mauvaise alimentation, le tabac, la pollution, les expositions professionnelles, voire certains médicaments... contre lesquelles il faut lutter.

Elle met en exergue le rôle toxique du sucre raffiné, de l'acidité du corps humain qui sont les carburants du cancer ; elle insiste sur la stimulation des défenses immunitaires bien mises à mal en cette période de Covid, et prône outre un bon équilibre de vie, l'utilisation d'algue naturelle récoltée sur le lac Klamath, la méditation, la relaxation, la pensée positive, et tout simplement vivre sa vie le plus gaiement possible...

Pour Nicole, il faut vivre en épicurien, ne pas faire des actions extraordinaires, mais réaliser celles qui nous apportent la sérénité et la joie. Épicure affirmait :

" Notre seule occupation doit être notre guérison. Le malheur des hommes vient du fait qu'ils craignent des choses qui ne sont pas à craindre et qu'ils désirent des choses qu'il n'est pas nécessaire de désirer et qui leur échappent. Le simple plaisir d'exister dans le présent est uniquement nécessaire. L'homme est libre à l'égard de ses plaisirs et plus particulièrement de ses désirs car ce sont les désirs qui sont cause de souffrance. Le plaisir a le mérite d'être dans le présent, le désir vole le présent et nous empêche de l'apprécier davantage. Il n'y a de bonheur que dans le présent à chaque jour suffit sa peine et son plaisir. "

La spiritualité, la Foi, jouent-elles un rôle dans le processus de guérison ? C'est un processus aléatoire, mais le pouvoir de guérison est, comme le Divin, en chacun d'entre nous.

" *Remets ton sort à l'Éternel, et il te soutiendra .* "

(Psaumes 55:23)

Nous sommes tous des êtres spirituels venus suivre une expérience de la matière ; comme l'écrivait David Servan Schreiber :

" *Il faut avoir la foi en la guérison totale.*"

" *Apprendre à vivre, cela commence par apprendre à connaître et prendre soin de son corps, de son psychisme, de son esprit, et favoriser la bonne entente de ces trois dimensions de notre être.*" Frédéric Lenoir

Professeur Christian Dubreuil
Chirurgien spécialiste des Hôpitaux de Lyon
Université Lyon I

1ère Partie

" Il faut voir suffisamment loin pour
comprendre le bien que le mal prépare."

Satprem dans Sri Aurobindo
et l'Éveil de la Conscience

Avertissement

Cet ouvrage est le récit de mon parcours vers la guérison d'une grosseur cancéreuse à l'utérus, détectée en octobre 1999. En 2001, elle était nécrosée et il n'y avait aucune métastase. J'utilise le mot grosseur et non tumeur, ce mot étant déjà porteur d'un pronostic fatal : *tu meurs* !

Je désire ici partager une expérience, mon expérience. Je ne désire nullement être prise comme modèle, seulement donner des pistes, montrer qu'il existe des alternatives et/ou des thérapies complémentaires aux traitements prescrits par la Médecine officielle.

Je désire aussi faire comprendre que nous devons être actifs, être acteurs dans notre guérison. Ne pas rester passifs.

Je désire apporter de l'espoir, faire comprendre que le cancer n'est pas automatiquement mortel.

Je désire surtout que la lectrice ou le lecteur garde toujours son discernement et accepte pour elle ou pour lui, uniquement ce qui résonne en son for intérieur.

Je désire également dire que, quelles que soient les thérapies choisies, il est irresponsable de ne pas se faire suivre par un médecin. À vous de choisir celui qui vous convient.

Présentation

Je suis née en 1938, d'une mère au foyer et d'un père militaire. De par les mutations de mon père, nous avons beaucoup voyagé tant en France qu'à l'Étranger : Allemagne, Algérie, Maroc avant qu'un mariage m'amène à m'installer définitivement en Berry, belle région du centre de la France. Après des études scientifiques, j'ai très vite abandonné mon métier initial de géologue pour bifurquer vers l'enseignement des sciences naturelles. Pendant ce temps, je suis devenue mère de trois enfants. J'ai très vite compris que l'enseignement n'était pas ma voie et j'ai créé une entreprise de décoration intérieure. Suite à un divorce, j'ai été obligée de quitter cette entreprise et j'ai ouvert plusieurs commerces de prêt-à-porter.

Durant toutes ces années, j'étais restée très cartésienne et totalement étrangère aux phénomènes parapsychologiques. En 1985, ma vie bascula lorsque j'entrepris une enquête sur la voyance afin de prouver à l'une de mes proches que les médiums et guérisseurs qu'elle fréquentait étaient forcément des charlatans. Peu à peu, grâce à des rencontres positives et beaucoup de lectures édifiantes sur le sujet, je me rendis compte que j'étais moi-même médium et guérisseuse. Je découvris également qu'il était tout à fait possible d'avoir une spiritualité en dehors des religions ou des sectes. Ce fut également la période où je présidai l'Association Liberté-Santé 36 dont je parlerai dans un prochain chapitre.

Passionnée par toutes ces découvertes, j'ai désiré les partager et pour ce faire, j'ai ouvert en 1991 une librairie ésotérique. Puis en 1995, à la suite d'une rencontre avec Hunbatz Men, un chaman maya, je suis partie pour la première fois au Mexique, dans le Pays Maya. Au retour, j'ai rédigé mon premier livre *L'Arc-en-Ciel de Victorine* qui raconte mon parcours. Puis, mes perceptions médiumniques s'affinant, ce fut le début de mes communications télépathiques avec les Anges et les Anciens Mayas et à partir de 2002, avec Marie, Mère de Jésus et d'autres Êtres de Lumière ainsi qu'avec des habitants d'autres Planètes ou si vous préférez des Extra-Terrestres.

Actuellement, en plus de mon rôle de canal et de guérisseuse, d'écrivaine et de conférencière, avec Isabelle Frogé, mon associée, nous gérons l'activité des Éditions du 7 et du Centre Mexico en Berry.

Cher-e-s ami-e-s, je vous assure que malgré ce que vous venez d'apprendre sur mon compte, ma devise est toujours :

La tête dans les Étoiles et les pieds sur Terre.

Le Diagnostic

Septembre 1999. L'été se terminait et pour moi, les journées avaient été difficiles. Alors que le soleil brillait, et que tout le monde se promenait en tenue légère, j'avais toujours froid et ne quittais pas pulls et gilets. J'étais de plus en plus fatiguée. Je vivais au ralenti, sans forces pour accomplir mon travail à la librairie et je mettais un temps fou pour parcourir les quelques deux cents mètres qui la séparaient de mon domicile. Je venais de vivre des années épuisantes, physiquement et moralement. Mon père était décédé depuis deux ans et je devais m'occuper de ma mère qui n'avait jamais été facile et qui présentait maintenant des pathologies neurologiques. Cependant, cela n'expliquait pas un tel épuisement.

Depuis le début de l'année, j'étais sujette à des hémorragies. Jusqu'à présent, je ne m'en étais pas inquiétée outre mesure. Mes règles avaient toujours été abondantes et ne m'avaient cependant jamais empêchée d'assumer mes responsabilités familiales ou professionnelles. Libraire, seule dans mon magasin, je n'avais aucun moyen de m'arrêter de travailler.

Heureusement, ayant toujours eu un excellent sommeil, les nuits et les week-ends m'apportaient des heures de repos qui me permettaient d'assumer le travail de la semaine, mais cela devenait de plus en plus difficile. Petit à petit, une pensée s'immisçait parfois dans mon esprit *: Si j'avais un cancer* !* Je chassais très vite cette pensée et me rassurais : *Je devais avoir besoin de vacances ou d'un bon fortifiant !*

En ce mois de septembre, je décidai de prendre rendez-vous auprès de mon médecin le Docteur Félix Akiyo qui est également un ami de longue date. Il me connaît bien et surtout manifeste une très grande intuition. Il sent toujours s'il y a urgence ou pas. Alors que je désirais un rendez-vous pour le lundi suivant, jour de fermeture de la librairie, il me répondit qu'il préférait venir chez moi le soir même. Dès son arrivée, il s'écria : *ce n'est pas d'un fortifiant dont tu as besoin. Tu n'es pas blanche mais transparente !* Il me prescrivit aussitôt une analyse de sang à faire dès le lendemain matin. Dans la matinée, alors qu'il venait de recevoir les résultats, il me téléphona et s'étonna de me trouver à la librairie. À la lecture de ces résultats, il pensait que je ne devrais pas tenir debout et il m'annonça une nouvelle visite pour le soir même.

J'avais 61 ans et depuis quelques mois mes règles étaient devenues très irrégulières et plus abondantes. Je n'avais jamais réfléchi au fait qu'à cet âge, la plupart des femmes étaient ménopausées. J'attendais donc tranquillement que cet évènement arrive sans même avoir l'idée de consulter un médecin sur le sujet. Ce changement de rythme me semblait juste le signal d'une prochaine ménopause.

* Notons que le mot *cancer* vient du même mot latin qui signifie crabe. Ce serait le médecin grec Hippocrate qui l'aurait utilisé pour la première fois par comparaison avec l'aspect tentaculaire de certaines tumeurs. Le mot a donné celui de cancérologie ou étude des cancers parfois remplacé par oncologie, tiré du grec où le mot onkos signifie masse et par extension, tumeur.

Cela avait pourtant fait l'objet, en 1985, d'une prédiction d'un premier médium que j'avais consulté : *vous serez ménopausée anormalement tard*. Je n'y avais pas attaché d'importance. Mon environnement familial et ma formation scientifique m'avaient tenue éloignée des phénomènes parapsychologiques et je traitais ce monde de charlatanisme. Cette première consultation où j'avais tout prévu pour démasquer une imposture, croyant avoir à faire au mieux à un excellent psychologue, m'avait décidée à étudier sérieusement ces pratiques. J'avais donc entrepris une enquête qui m'avait procuré bien des surprises ! puisque, je le rappelle, j'avais découvert que j'étais moi-même médium et guérisseuse et surtout, qu'il était tout à fait possible de connaître une vie spirituelle sans appartenir à une religion ou à une secte.

Mais revenons à mon épuisement et aux évènements qui me permettent aujourd'hui d'écrire ce livre. Certains et certaines vont sans doute croire que j'étais très inconsciente de continuer à travailler, voire imprudente, mais les personnes qui tiennent un commerce ou exercent une activité libérale savent combien il est difficile de s'arrêter. Toute pause ou fermeture du magasin amène automatiquement un arrêt dans les rentrées financières alors que les charges et les factures sont toujours à régler. Dans ces métiers, il faut tenir coûte que coûte !

Comme promis, le Docteur Akiyo vint le soir même me commenter les résultats reçus qui, comme je m'en doutais, n'étaient guère brillants. Si les marqueurs (indicateurs de cancer) ne détectaient pas la présence d'un cancer, par contre le taux de globules rouges était très bas. Il était obligatoire pour lui que je m'arrête de travailler, mais il comprit facilement les raisons qui m'en empêchaient. Par contre, j'adhérais à la nécessité de faire un examen complémentaire c'est-à-dire une échographie et de recevoir une transfusion sanguine pour me redonner quelques forces. Il se chargea lui-même de prendre les rendez-vous dans une clinique pour la semaine suivante. Cela me donnait du temps pour trouver une amie qui pourrait tenir la librairie à ma place.

Le premier rendez-vous fut calé en début de matinée auprès d'un radiologue et le second, à la suite en hospitalisation de jour ce qui me permettait de regagner mon domicile en fin d'après-midi et de reprendre normalement le travail dès le lendemain. Le rendez-vous avec ce radiologue fut un peu houleux. Dès le début de l'examen, il me demanda ma date de naissance, disant qu'il y avait une erreur dans mon dossier et n'admettant pas que je puisse être née en 1938. Un peu énervée, je lui en demandais la raison : mon utérus ne correspondait pas à celui d'une femme de cet âge ! Il aurait dû être *petit et ratatiné* ! Ceci l'étonnait mais il ne pensa même pas à s'enquérir de la date de ma ménopause et je jugeai inutile de lui en parler. Puis il m'interrogea sur ma situation professionnelle et, apprenant que je tenais la librairie ésotérique de Châteauroux, il se permit des commentaires désagréables sur les ouvrages que j'y vendais. Je pris donc aussitôt la décision de ne pas me faire soigner dans cette clinique s'il y avait nécessité de soins. Je ne voulais pas être confrontée à l'intolérance de tels personnages. Et malgré la gentillesse dont m'entourèrent les infirmières durant la transfusion qui suivit, je ne changeai pas d'avis.

Comme je m'y attendais, le diagnostic tomba : mon utérus présentait une grosseur de huit centimètres. À la vue de l'échographie, il était clair que mon médecin allait me prescrire un autre examen : une biopsie, et je décidai de la faire à l'hôpital. L'une de mes clientes était justement gynécologue dans cet établissement mais elle était en congé de maladie suite à un cancer. Je l'appelai cependant afin qu'elle me conseille l'un ou l'une de ses collègues et j'appris avec grand plaisir qu'elle reprenait son travail la semaine suivante. Elle me proposa d'être sa première patiente. Le prélèvement effectué, elle me fixa un rendez-vous quinze jours plus tard pour me communiquer le résultat. Je n'avais aucun doute mais je désirais avoir une confirmation scientifique.

Je connaissais très peu la Docteure Claude Wadoux. Quelques deux ans auparavant, elle avait poussé la porte de la librairie et comme cela arrivait souvent, s'était livrée à des confidences. C'était la première fois qu'elle franchissait le seuil d'une librairie ésotérique mais elle s'était sentie *poussée* à le faire. Elle s'interrogeait sur la raison de sa maladie, de cet arrêt de travail de trois longues années. Elle avait deux jeunes enfants : ce laps de temps n'était-il pas là pour qu'elle soit davantage présente à leurs côtés ? Je m'étais entendue lui répondre : *Non, c'est pour que vous appreniez une autre Médecine ...* et je l'avais dirigée vers le rayon Santé Naturelle. Elle revenait parfois faire des achats et le temps n'était plus aux confidences mais les livres qu'elle achetait me montraient qu'elle avait entendu et compris ma réponse.

Pourtant, en prenant ce premier rendez-vous et du fait qu'elle reprenait son travail juste au moment où j'avais besoin d'une gynécologue, je sus immédiatement que je pouvais lui faire confiance.

Quinze jours plus tard, je me présentai donc à ce nouveau rendez-vous pour connaître le résultat de cette biopsie, résultat qui confirmait ce que ma petite voix me soufflait depuis un certain temps : mon utérus présentait un Adénocarcinome ou cancer de la muqueuse*.

La Docteure wadoux m'annonça aussitôt qu'en tant que médecin hospitalier, elle était obligée de me dire qu'une opération devait être programmée rapidement, qu'elle serait sans doute suivie de radiothérapie et/ou de chimiothérapie. Mais elle ajouta que, *me connaissant, elle pensait que j'allais prendre une autre voie.* Ce que je lui confirmai, tout en lui précisant que je désirais cependant être suivie par un médecin, elle en l'occurrence.

Sans hésitation, elle approuva mon choix mais m'indiqua qu'il me fallait rencontrer le chef de service, le Docteur Alain Tékaya, afin d'obtenir son aval. Claude lui expliqua que l'on venait de me détecter un cancer de l'utérus, qu'elle avait prescrit une opération à laquelle je n'adhérais pas pour l'instant. J'expliquai que je ne refusais pas l'opération mais que je n'y étais pas encore prête. J'insistais sur le fait que je désirais être suivie à l'hôpital, ce qu'il accepta sans aucune difficulté. Le protocole suivant fut mis en place : une analyse de sang mensuelle suivie d'un rendez-vous avec Claude, ainsi qu'une échographie également mensuelle par une autre gynécologue, la Docteure Dominique Turpin.

*Voir Annexe 1 : Compte Rendu d'Examen d'Anatomie et Cytologie pathologiques, en fin de livre.

De retour dans son bureau, la Docteure Wadoux me demanda quelles thérapies je désirais suivre. Je me rendis compte qu'elle était très documentée sur le sujet. Elle me parla d'huiles essentielles et de Fasciathérapie*. Pour les premières, elle pensait que je pouvais les tester moi-même en radiesthésie**, ce que je refusais n'ayant pas confiance en mes capacités dans ce domaine, surtout lorsqu'il s'agissait de recherches pour mon propre compte. Je ne pensais pas être assez neutre. La Docteure Wadoux m'apprit alors qu'elle pourrait le faire elle-même. En ce qui concerne la fasciathérapie, elle m'apprit s'être formée dans cette discipline mais ne se sentant pas encore assez sûre de ses compétences en ce domaine, elle me proposa de prendre un rendez-vous avec son formateur : Jean-Jacques Hantraye. Ce que j'acceptai aussitôt tout en sachant que je ne me contenterai pas de ces seules thérapies. Je ne savais pas encore exactement ce que j'allais faire et devais réfléchir.

Avant de continuer ce récit, je vais maintenant expliquer la raison pour laquelle la Docteure Wadoux avait pensé que j'allais suivre une autre voie, c'est-à-dire que je tenterais d'autres méthodes avant d'envisager l'opération.

* voir page 137.
** Radiesthésie : procédé de détection au moyen d'un pendule.

L’Association Liberté-Santé 36

Fin 1987, une amie me convia à une réunion organisée pour aider le Docteur Marc Vercoutère (1951-2018), médecin homéopathe de notre ville qui avait des difficultés avec le Conseil de l’Ordre des Médecins. J’avais tout d’abord refusé cette invitation sous prétexte que je ne m’intéressais pas à cette discipline puis je cédais à ses arguments : cette soirée serait pour moi l’occasion de rencontrer des gens sympathiques et surtout, me ferait oublier durant quelques instants ma solitude. J’étais divorcée depuis quatre ans, mes enfants maintenant adultes n’avaient plus besoin de leur mère et deux d’entre eux avaient même quitté le Berry. Les soirées solitaires étaient, de ce fait, parfois un peu dures à supporter.

À cette réunion, je retrouvai une dizaine de personnes de connaissance mais que je n’avais pas vraiment eu l’occasion de fréquenter. Tout d’abord, le médecin en question nous exposa ses difficultés face au Conseil de l’Ordre mais aussi par rapport à la Sécurité Sociale. Ces deux organismes, d’après lui, n’appréciaient pas la pratique de l’homéopathie. Venue en simple spectatrice, je fus rapidement intéressée car ma nature profonde m’a toujours portée à vouloir sauver la veuve et l’orphelin. Il fut décidé que la seule façon de l’aider était de créer une association, et donc de constituer un bureau avec un président ou une présidente à choisir parmi les personnes présentes.

Toutes, les unes après les autres, eurent de bonnes raisons pour refuser la place : l'une était trop occupée par ses enfants, l'autre n'y serait pas autorisée par son mari, un autre, chef d'entreprise avait déjà un emploi du temps très chargé, d'autres travaillaient dans le milieu médical et il n'était pas bon pour eux de montrer leurs convictions, etc, etc... Le tour de table se terminait et tous les regards convergèrent vers moi : j'étais la présidente idéale ! Plus de mari, des enfants autonomes et une activité professionnelle qui me laissait du temps libre. Bien entendu, je refusais, invoquant mon ignorance totale de cette discipline médicale qui me rendait incompétente pour assumer une telle responsabilité mais leurs arguments firent vite taire mes réticences : il fallait juste un nom et une signature afin de créer cette association ; les autres membres s'occuperaient de son fonctionnement. J'acceptai pour leur rendre service.

Cependant, vous vous en doutez, les choses ne se passèrent pas comme prévu mais je n'ai jamais regretté d'avoir accepté cette fonction. Je découvris dans les jours qui suivirent que notre association, créée sous le nom de Liberté-Santé 36, était en relation avec une autre association : le CDIC soit Comité Défense Information Cancer et Autres Maladies Graves qui possédait des antennes dans de nombreuses régions de France. Son but était d'informer de l'existence de thérapies non conventionnelles, c'est-à-dire non reconnues par les instances médicales officielles et de soutenir les personnes qui les utilisaient, la plupart du temps pour soigner ce fléau qu'est le cancer. Le CDIC, association loi 1901, fut créé en 1979 par un groupe de patients du Docteur Solomidès (voir page 81) à la suite des tracasseries et des interdictions que celui-ci dut supporter de la part des autorités médicales. Voici ce que l'on pouvait lire dans l'une des revues de cette association en 1990 :

À côté des thérapeutiques classiques comme la radiothérapie, la chimiothérapie, la chirurgie, préconisées dans le traitement des maladies graves, existent d'autres thérapeutiques complémentaires et qui ont largement démontré leur efficacité par le nombre de malades guéris ou améliorés et nous en connaissons tous autour de nous. Elles sont encore malheureusement peu connues du public, mais de plus en plus tout de même, car la médecine officielle et les trusts pharmaceutiques s'efforcent soigneusement de les passer sous silence afin de préserver leurs prérogatives.

Certes, trente ans plus tard, ces thérapies ont gagné du terrain, elles sont de plus en plus connues sans être encore toutes reconnues et sont encore actuellement rejetées, souvent calomniées par une partie du monde médical. Et ce qui est encore plus triste, c'est la guerre que quelques grands pontes mènent contre certains de leurs collègues. Nous en voyons chaque jour la preuve dans nos médias à l'heure où j'écris ces lignes, en cette période de pandémie (Covid 19).

J'appris bientôt qu'une grande manifestation était prévue quelques semaines plus tard, avec un défilé qui devait se rendre jusqu'à la préfecture. C'est à partir de là que les évènements prirent un tournant auquel je ne m'attendais pas. Les journalistes ayant eu vent de cette manifestation me contactèrent pour des interviews. J'étais la présidente donc le porte-parole de l'association! Moi qui ne connaissais rien à l'homéopathie, j'allais être interviewée sur cette discipline ! Je fus obligée de me documenter très rapidement et je pris conscience que mes études scientifiques allaient me faciliter la tâche.

Jusqu'à présent, je le répète, je ne m'étais pas vraiment intéressée à l'homéopathie. Au moment de mon divorce, j'étais très fatiguée et mon médecin de l'époque le Docteur Bertrand m'avait prescrit un fortifiant en soluté injectablemais je n'avais nulle envie de faire cette série de piqures. Sur les conseils d'une amie, je consultais pour la première fois un médecin homéopathe ; la consultation ne m'avait pas donné confiance et je mis son ordonnance à la poubelle.

Au moment de la création de Liberté-Santé 36 en 1987, je continuais mes recherches sur le monde de la Parapsychologie et lors de plusieurs consultations, il m'avait été dit que le milieu médical aurait une grande importance dans ma vie, une voyante allant jusqu'à me voir présidente d'un syndicat médical ! À la tête de plusieurs magasins de prêt-à-porter et de lingerie féminine, je ne concevais pas la possibilité d'une telle éventualité et j'en avais conclu que ces voyants ou voyantes racontaient n'importe quoi. Ce n'est qu'après la création de Liberté-Santé 36 que je me rendis compte qu'ils ou elles avaient eu raison : syndicat ou association, cela revient au même !

Dans mon adolescence, j'avais pensé me diriger vers les études de Médecine mais j'en fus vite découragée par mes parents qui m'expliquèrent qu'ils n'auraient jamais les moyens financiers de me payer des études aussi longues. J'eus l'idée de me rabattre sur la Pharmacie et curieusement mes parents n'eurent pas conscience qu'il s'agissait aussi de longues années d'études. Mon père venait d'être muté à Clermont-Ferrand et nous y étions arrivés à la fin de l'été. À cette époque, les études de Pharmacie commençaient par un stage d'une année dans une officine. Sitôt arrivée, je m'inscrivis à la Faculté de Pharmacie où l'on me donna la liste des pharmaciens agréés pour prendre des stagiaires. Normalement ceux-ci recherchaient leur maître de stage en fin d'année scolaire, c'est-à-dire en juin et partout où je me présentais, j'avais la même réponse : la place était déjà retenue. Je ne me décourageai pas et à la vingt-septième demande (je n'ai jamais oublié ce nombre, tellement cette recherche m'a marquée !), je fus enfin acceptée dans l'une des plus importantes pharmacies de la ville. La pharmacienne, Madame Bailly, avait déjà deux stagiaires, mais elle eut pitié de moi et m'accepta. Cette pharmacie avait une particularité : elle était la seule à posséder un important rayon de produits homéopathiques et à réaliser des préparations magistrales, c'est-à-dire ordonnées par les médecins. C'est ainsi que pendant un an, je fus amenée à préparer des mélanges qu'il fallait agiter x fois suivant la dilution demandée (voir page 139). J'avoue que nous, les stagiaires, n'étions pas persuadés de l'efficacité de nos réalisations. Nous n'avions pas eu d'explications suffisantes sur cette pratique.

En fin d'année scolaire, à ma grande surprise, mon examen ne fut pas validé. C'était la première fois que je ratais un examen et je ne comprenais pas la raison de cet échec à la deuxième partie qui était, si ma mémoire est exacte, la préparation d'une pommade, d'autant qu'un assistant à la fin de l'épreuve m'avait certifié qu'elle était réussie. Quelques jours plus tard, je me repris et convainquis mon père de demander rendez-vous à la

Directrice des Études de Pharmacie pour avoir des explications. Je demandai à voir ma préparation. Elle avait été détruite alors qu'elle aurait dû être conservée durant un certain laps de temps et il me fut répondu que *lorsque l'on voulait réussir, il ne fallait pas faire son stage dans cette pharmacie.* D'ailleurs, les deux autres stagiaires avaient également échoué. Les convictions de Madame Bailly ne devaient pas être appréciées du monde pharmaceutique !

La Directrice ajouta même que compte tenu de mon jeune âge, je pouvais recommencer une année mais de préférence dans une autre pharmacie. Mes parents profitèrent de cet échec pour essayer de me dissuader de continuer dans cette voie. D'après eux, cette branche était réservée aux enfants ayant des parents dans le milieu médical. Pour avoir la paix et aussi pour ne pas perdre le bénéfice d'une année, je m'inscrivis en Faculté de Sciences à un certificat réputé difficile : Sciences Physiques, Chimiques et Naturelles autrement dit SPCN, certificat qui n'existe plus à l'heure actuelle. Beaucoup d'étudiants ne le réussissaient pas la première fois. Je savais que SPCN serait un plus dans mon cursus pharmaceutique. Je m'inscrivis aussi pour une deuxième année de stage à la pharmacie de Mme Bailly pensant avoir le temps de réviser ce deuxième examen, puisqu'il avait lieu quinze jours après le premier.

À la fin de l'année scolaire, ce certificat SPCN obtenu avec mention me rassura sur mes capacités intellectuelles et je cédai à la pression parentale, c'est-à-dire que je n'eus pas le courage de me plonger dans la révision de l'examen de Pharmacie. Durant cette année de SPCN qui normalement permettait de choisir une spécialisation, toutes les matières étudiées m'avaient intéressées et je ne savais que choisir pour la prochaine rentrée. Je décidais donc de m'inscrire en Botanique, en Zoologie, en Chimie et en Géologie. Cependant, l'empathie de l'un des professeurs de Géologie – au nom prédestiné de Monsieur Roche – emporta mon choix. J'optais pour continuer ensuite en Géologie mais conservai durant de nombreuses années, le regret de ces études abandonnées et après mon mariage, j'eus même un temps envie de les reprendre.

Mais revenons à cette fameuse Association Liberté-Santé 36. Elle m'a permis de faire des rencontres passionnantes, de découvrir des thérapies dont j'étais totalement ignorante et qui, à l'époque, n'étaient pas aussi connues que maintenant. Outre l'Homéopathie, je découvris l'Acupuncture, la Relaxation, les Élixirs de Bach, et beaucoup d'autres thérapies dont je parlerai un peu plus loin. J'eus aussi connaissance de médecins ou de chercheurs qui consacraient ou avaient consacré leur vie à des recherches non reconnues par le milieu médical conventionnel. Cette association avait été créée pour défendre un médecin mais très rapidement elle prit une orientation complémentaire en organisant des conférences d'information sur ces thérapies que je venais de découvrir.

Nous avons eu le plaisir d'écouter des sommités médicales, telles le Professeur Cabrol qui avait réalisé la première transplantation cardiaque en 1968 ; le Professeur Joyeux, cancérologue qui déjà s'engageait pour plus de prévention ; le Docteur Méreau, médecin homéopathe uniciste belge ; le Docteur Bernard Woestelandt qui venait de sortir son livre *De L'Homme Cancer à l'Homme-Dieu* et s'interrogeait sur sa pratique médicale. Nous avons accueilli aussi Maguy Lebrun, venue nous conter son aventure avec les Médecins du Ciel et la création de nombreux groupes de prières ; et bien d'autres encore, moins célèbres mais qui tous, nous faisaient découvrir qu'il n'existe pas qu'une seule façon de se soigner.

Très rapidement, nous eûmes de nombreuses adhésions, en général des personnes gravement malades, des accompagnants ou des personnes ayant été guéris par des méthodes non conventionnelles. Notre activité attira très vite l'attention d'un service appelé à l'époque Renseignements Généraux. Nous devions être de dangereux révolutionnaires ! Un Inspecteur venait assister à chaque conférence et devait sans doute faire remonter un rapport à qui de droit. Peu à peu, une relation de sympathie s'établit entre nous, et les derniers temps, lorsqu'une conférence était annoncée, il me téléphonait pour que je lui en explique le thème et il ne se déplaçait que lorsque celui-ci l'intéressait.

Je rencontrai surtout de nombreuses personnes qui atteintes de maladies graves, telles que cancer, spondylarthrite ankylosante, sclérose en plaques, s'étaient vues condamnées par la médecine officielle, avaient cherché d'autres pistes et étaient maintenant guéries. Au début, je m'intéressais surtout aux techniques de soins puis, peu à peu, je me rendis compte qu'il est impossible de séparer le corps de l'esprit et eus envie que le monde entier retrouve cette connaissance. Modestement, je limitai mon champ d'action à Châteauroux, ma ville de résidence et ses environs. Ce désir m'amena à ouvrir en 1991 une librairie ésotérique : la Librairie Arc-en-Ciel. Je voulus abandonner la présidence de Liberté-Santé 36, sachant que ce commerce allait absorber tout mon temps mais personne ne désirant prendre ma suite, l'association fut dissoute. Je réservai alors dans cette librairie un rayon important à la santé et continuai à organiser des conférences s'y rapportant. Peu à peu, j'avais découvert que la maladie ne se déclare pas par hasard et que nous avons notre propre responsabilité dans le processus de guérison. Je fis alors intervenir en conférences des célébrités internationales, qui étaient des précurseurs dans leur discipline, telles l'américaine Lise Bourbeau qui venait de sortir son livre *Écoute-ton Corps*, les canadiennes Claudia Rainville auteure du livre *Métamédecine* ou la Doctoresse québécoise Guylaine Lanctôt auteure du livre *La Mafia Médicale* - dont la parution lui vaudra d'ailleurs d'être radiée du Conseil de l'Ordre des Médecins. De nombreux autres intervenants moins connus mais spécialistes de thérapies innovantes vinrent également donner des conférences.

Quelques expériences du monde médical

Le premier médecin à s'être occupé de moi fut le Docteur Fenestre qui assista ma mère lors de ma venue au monde en 1938. Avant la Seconde Guerre Mondiale, il était très courant d'accoucher à son domicile. Je me suis annoncée par une belle nuit de printemps, j'ai montré mon nez, puis j'ai été lavée, habillée et mise dans mon berceau. Le médecin est rentré chez lui et mes parents se sont rendormis. Ce fut simple et sans histoire.

À l'époque, nous n'allions pas voir le médecin comme maintenant pour un oui ou pour un non. Je me souviens que l'on disait LE Docteur et non MON Docteur. On parlait de lui avec respect car il avait le savoir et il ne fallait pas le déranger pour une bricole. À partir du moment où l'on a commencé à dire Mon médecin, c'est comme s'il était devenu notre propriété et qu'il était à notre disposition. La Sécurité Sociale n'existait pas et on réfléchissait donc à deux fois avant de l'appeler ou prendre rendez-vous. En 1943 – période de guerre, en région parisienne, la nourriture manquait en région parisienne et lors d'une consultation, le médecin me trouva anémiée. Le seul remède était de boire la fameuse huile de foie de morue dont se souviennent avec terreur tous les enfants de ma génération et d'aller vivre à la campagne.

Nous nous sommes installées, Maman et moi, dans un charmant petit village de l'Yonne, La Ferté-Loupière. Là, pas de médecin. Il fallait se débrouiller avec les moyens du bord, c'est à dire les bons vieux remèdes naturels. Lorsque notre intestin ne fonctionnait pas bien, c'était l'eau de riz pour la diarrhée, les lavements pour la constipation. En cas de rhume, des inhalations, des tisanes, du miel. Si la toux était plus importante, on avait droit aux suppositoires d'eucalyptus. Dans les cas plus graves, avant de se déplacer chez le médecin le plus proche, il y avait la guérisseuse du village. Et celle-ci avait de nombreuses solutions naturelles. Elle m'a soigné avec succès d'une piqûre de mouche charbonneuse à la jambe par des cataplasmes de lierre terrestre et des prières. Humour de la vie : elle s'appelait Madame Lajambe !

Mon père, militaire de carrière, avait été prisonnier durant 5 ans en Allemagne. Après sa libération et son retour en France, il avait été affecté en Allemagne, avec l'armée d'occupation. Maman et moi l'y avons rejoint dès septembre 1945. L'hiver était rigoureux en ce pays, les maisons peu chauffées et les ruines étaient encore nombreuses. Nous logions dans la maison de la veuve d'un officier allemand tué durant la guerre, elle y vivait seule avec un petit garçon de mon âge. Il m'a été raconté qu'une nuit, mes parents m'ont retrouvée en chemise de nuit, marchant pieds nus dans la neige : j'étais somnambule. Je pris certainement froid car je tombai gravement malade avec une très forte fièvre. Le médecin allemand appelé à mon chevet diagnostiqua une double broncho-pneumonie et il n'avais aucun médicament à sa disposition, c'est-à-dire de la pénicilline, découverte quelques années auparavant. Il suggéra qu'il était peut-être possible d'en trouver à Strasbourg.

Nous habitions Rastatt, à une soixantaine de kilomètres de Strasbourg. Aujourd'hui, le trajet se fait très facilement mais à la fin de la guerre, les déplacements n'étaient pas faciles. Mon père chargea un officier qui devait justement aller en France, de rapporter ce précieux médicament. Il revint trois jours plus tard, sans rien et pendant ce temps, ma fièvre avait augmenté. Notre logeuse prit la situation en main et m'appliqua aux pieds des enveloppements de neige et de glace. Je fus sauvée ! C'était certainement une méthode couramment employée car j'ai depuis retrouvé un autre enfant de militaire qui, à Rastatt en même temps que moi, a vécu la même aventure.

Nous changions de ville très souvent au gré des affectations de mon père. Il n'était pas question de consultations médicales. Heureusement, nous étions tous en bonne santé. Pourtant, je ne sais à quelle occasion, mes parents appelèrent le médecin allemand de la ville où nous habitions. Je devais avoir une vilaine toux ou un autre symptôme qui les inquiétait. En fin d'après-midi, il n'était toujours pas passé or mes parents qui devaient se rendre à une réunion durent me laisser seule à l'attendre. J'avais huit ans. Ils me firent moult recommandations, d'être polie, de bien écouter…

Lorsque ce médecin arriva, je l'accueillis en lui disant que ce n'était pas moi qui étais malade mais mon chat ! Sans doute n'avais-je pas eu confiance en lui ! Évidemment, il partit furieux en claquant la porte. Je ne me souviens plus de ce que j'avouais à mes parents lorsqu'ils rentrèrent le soir. Le lendemain midi, mon père rentra de son bureau et me gronda vertement : il avait eu la visite du médecin furieux après ces français qui osaient confondre médecin et vétérinaire. Cependant, pas rancunier, il revint dans l'après-midi et prescrivit des comprimés. Là encore, je n'eus certainement pas confiance car je gardais le comprimé dans la bouche quand Maman me le donnait et j'allais vite m'enfermer dans ma chambre où je le crachais par la fenêtre. Mes parents n'en surent jamais rien et ils crurent que les comprimés avaient fait bon effet.

Les années passèrent et nous partîmes en Algérie. Durant ce séjour, je garde un seul souvenir de consultation médicale chez un médecin qui fit une remarque sur mon anatomie : j'avais des cuisses héronnières ! Je dus me faire expliquer le terme par ma mère : elles étaient longues comme celles d'un héron. Cette phrase m'a longtemps marquée. Je m'étais imaginé que c'était très laid et mes parents ne se sont pas rendus compte de l'impact que cette petite phrase, anodine en apparence, a eu sur l'estime que j'eus de mon physique !

Je prends conscience que, durant mon enfance et mon adolescence, je n'eus pas beaucoup de contacts avec le milieu médical. Je ne sais si cela est dû à ma bonne santé ou si c'était monnaie courante à cette lointaine époque.

Nous arrivons maintenant à ma vie d'adulte.

En 1960, J'habitais Versailles lorsque j'attendis mon premier enfant Thierry. Les accouchements se faisaient maintenant en clinique ou en hôpital et il y avait des visites obligatoires pour vérifier le bon déroulement de la grossesse. Je choisis à cet effet un Gynécologue Obstétricien qui m'inspira tout de suite confiance : le Docteur Foin. C'est lui qui mit au monde mes trois enfants.

En 1962, nous venions de quitter Versailles pour nous installer à Châteauroux lorsque j'étais enceinte de notre deuxième enfant Pascale. Le premier médecin consulté m'annonça qu'il me faudrait envisager une césarienne. J'eus beau lui expliquer que mon premier pesait 4 kilos 350 à la naissance et qu'il était arrivé naturellement, il ne voulut rien entendre. Cela me sembla tellement incompréhensible que je me précipitai aussitôt chez un autre médecin : le Docteur Bertrand qui restera d'ailleurs notre médecin de famille durant de longues années. Après examen, il me confirma mon ressenti : il n'y avait aucune raison que cette enfant (car je pensais bien que c'était une fille) ne vienne pas de façon normale. J'accouchai à nouveau à Versailles avec le Docteur Foin et Pascale arriva tout naturellement.

Ce fut la première fois que je refusai un diagnostic et vous allez voir que ce ne fut pas la dernière ! C'est la raison pour laquelle, je ne conseillerai jamais assez de demander un autre avis si un diagnostic ne convient pas ou annonce un souci important. Un médecin est un être humain et comme tout être humain, peut se tromper.

Durant l'été 1963, mon mari et moi étions en vacances à Royan avec nos enfants et mes parents lorsque je découvris une petite boule sur l'un de mes seins. Nous avons tout de suite voulu savoir ce qu'il en était. Autour de nous, nous entendions souvent parler de cancer du sein. Nous trouvâmes un prétexte pour confier les enfants à mes parents et retourner à Limoges où nous étions alors domiciliés. Nous étions au mois d'août, la plupart des cabinets médicaux étant fermés, la seule solution était d'aller à l'hôpital de la ville. Le premier médecin qui me reçut me fit faire une radio et voulut demander l'avis d'un collègue.

Je me souviens encore, jeune femme de 25 ans, avoir été obligée de déambuler dans le couloir heureusement presque vide à cette époque de l'année, seins à l'air, pour passer d'une pièce à une autre ! À l'époque, personne ne parlait du respect de la femme et il y aurait encore beaucoup à dire sur le sujet à l'époque actuelle ! Bref, le diagnostic était tombé immédiatement et ces messieurs étaient d'accord : il fallait m'ôter le sein le plus rapidement possible ! Ils voulaient même programmer l'opération pour la semaine suivante !

Inutile de dire que j'eus aussitôt l'envie de m'enfuir. Une fois, l'émotion passée, je retrouvai mon calme et décidai de finir tranquillement nos vacances, puis d'aller consulter le Docteur Foin à Versailles. Celui-ci eut un tout autre avis : ce n'était absolument pas dangereux, juste une petite réaction hormonale qui devait apparaître régulièrement à certains moments de mon cycle. Ce que j'ai longtemps vérifié.

Je l'avais échappé belle ! Combien de femmes se sont-elles ainsi trouvées amputées pour s'être soumises aux décisions de médecins un peu trop rapides dans leurs diagnostics ?!

En 1966, nous étions à Lureuil, un petit village de l'Indre où mon mari avait une mission de géologie. Nous avions loué la seule maison disponible dans ce village et elle était très humide malgré la chaleur de l'été. Nous avions maintenant nos trois enfants. Ils toussaient tous les trois et je pensais que l'humidité de la maison en était responsable. Je ne pensais pas à la coqueluche car les deux aînés l'avaient déjà eue. Cependant, quand le plus jeune à peine âgé d'un an eut des quintes de plus en plus fortes, je me décidai à consulter un pédiatre de Châteauroux qui me confirma qu'il s'agissait bien de la coqueluche et prescrivit un médicament que je m'empressai d'acheter. Les deux aînés l'ayant déjà eue, elle était moins forte dans leur cas et ils n'avaient besoin d'aucun médicament.

Le week-end suivant, nous eûmes la visite d'un couple d'amis. L'homme était médecin et entendant les enfants tousser, comprit aussitôt la situation. Il me demanda quel médicament avait été prescrit au bébé et je le verrai toujours s'écrier qu'il nous fallait l'arrêter immédiatement : *il était dangereux et aurait un impact sur la croissance de l'enfant !* Dans le cas présent, ce n'est pas mon ressenti qui nous a épargné des conséquences néfastes mais l'aide du Ciel. La venue à l'improviste de cet ami a sauvé notre fils de bien des complications.

Durant toutes les années qui suivirent, nous avons souvent fréquenté cliniques et hôpitaux car notre dernier enfant Jean-Yves, accumula des accidents plus ou moins graves (18 en 20 ans). Je ne les citerai pas tous et ne retiendrai que les deux où mon refus des diagnostics lui a évité des ennuis beaucoup plus importants.

En 1975, notre Jean-Yves, dix ans, jeune cycliste infatigable fut renversé par un motard et traîné sur 60 mètres : traumatisme crânien et coma durant presque trois semaines, fracture de la hanche et de la cheville. Malgré la situation qui semblait presque désespérée, je restais confiante. J'étais sûre qu'il devait s'en sortir.

Trois ans plus tard, je m'aperçus que cette cheville était différente de l'autre, c'est-à-dire plus volumineuse. J'emmenai donc Jean-Yves à l'hôpital de Tours où il avait été soigné. Après une radio, je vis le médecin passer dans le couloir, l'air assez embarrassé : il devait la montrer à un confrère. Puis il revint m'annoncer qu'ils ne pouvaient se prononcer dans l'avis du Professeur qui était en vacances et qu'il nous serait envoyé un compte-rendu. Sitôt sortis du bâtiment, sur le parking, j'étudiais la fameuse radio et en effet, ce que je découvris n'était pas rassurant. Normalement, l'astragale (l'os de la cheville) est enserré par les extrémités du tibia et du péroné et on voyait très bien que la croissance des deux os se faisait de façon anormale : il y avait un vide entre les os.

Quelques jours plus tard, nous recevions l'avis du Professeur. Il commençait par nous remercier de lui avoir *montré ce cas si intéressant.* La solution serait de prévoir une *arthrodèse.* Le premier dictionnaire consulté ne mentionnait pas ce terme ; heureusement, nous eûmes plus de chance avec le Larousse en trois volumes : *opération destinée à provoquer l'ankylose d'une articulation.*

La définition d'ankylose ne nous rassura pas : *disparition ou diminution plus ou moins complète du mouvement d'une articulation.* Renseignement pris, il était proposé purement et simplement de bloquer le mouvement de cette cheville et notre fils allait donc boiter à vie.

Pour moi, il n'était absolument pas question d'admettre une telle éventualité. Jean-Yves n'avait pas eu de séquelles graves de cet accident, alors nous devions faire en sorte qu'il conserve un usage normal de cette jambe. J'obtins aussitôt un rendez-vous auprès d'un « Grand » Professeur Orthopédiste d'un « Grand » Hôpital Parisien, spécialiste recommandé par une amie. Celui-ci fut fixé après les vacances mais peu importait, il n'y avait pas d'urgence.

En août, comme chaque année nous sommes allés passer quelques semaines en Corse où nous avons retrouvé des amies. L'une d'entre elles était manipulatrice en radiologie dans une clinique de Neuilly, ce que j'ignorais. Elle remarqua aussitôt l'anomalie de la cheville de Jean-Yves et nous proposa de prendre un rendez-vous auprès du chirurgien avec lequel elle travaillait. Celui-ci réparait régulièrement les dégâts provoqués par les mines anti-personnel, aussi bien sur des adultes que sur des enfants.

C'est ainsi que nous rencontrâmes le Docteur Bolze. Le cas de Jean-Yves était intéressant, certes, mais comme tout résultat de traumatisme surtout sur les zones de croissance, il faudrait innover mais cela ne lui semblait pas infaisable. Il m'expliqua grosso modo ce qu'il envisageait de faire et voulait juste attendre que la croissance soit terminée avant d'intervenir. Je rentrai à Châteauroux, rasséréné : il y avait une solution. Mon mari se chargea rapidement de me décevoir : ce médecin n'était pas célèbre, qu'est-ce qui me faisait croire qu'il allait réussir là où le Professeur de Tours avait proposé autre chose.

Évidemment, je ne m'avouai pas vaincue et j'emmenai Jean-Yves consulter le « Grand » Professeur du « Grand » Hôpital Parisien dont je tairai le nom. Il confirma le diagnostic du Docteur Bolze et proposa la même façon d'intervenir et le même temps d'attente. Cependant, les conditions de règlement en espèces demandées par sa secrétaire et le fait que suivant l'étage choisi pour l'hébergement lors de l'opération, les honoraires seraient différents, firent que je ne me sentis pas en confiance. Les prestations seraient-elles aussi différentes ? Quelques temps auparavant, ses démêlés avec le fisc avaient fait la une des journaux et apparemment, cela ne l'avait pas guéri.

Mon mari n'étant toujours pas convaincu des qualités du Docteur Bolze, je pris un nouveau rendez-vous dans un autre service d'orthopédie à Paris. Là encore, il s'agissait d'un Professeur réputé dont j'ai totalement oublié le nom et peu importe. Il nous reçut avec un aréopage de plusieurs internes, fit le même diagnostic et la même proposition d'opération avec la même recommandation : l'opération se ferait à la fin de la croissance, soit cinq ans plus tard. L'un des assistants fit remarquer que le professeur serait alors à la retraite. Je sentis l'atmosphère s'alourdir et fus très étonnée par le brusque changement d'avis du professeur : il fallait opérer au plus tôt ! Je devais aller au secrétariat prendre date ! Cette fois encore, je décidai de ne pas donner suite et j'étais maintenant décidée, même s'il fallait aller contre les dires de mon mari, de confier Jean-Yves au Docteur Bolze. Il fallait juste attendre patiemment que celui-ci termine sa croissance et ce n'était pas dérangeant puisqu'il ne souffrait pas de cette déformation.

C'était sans compter sur les aléas de sa vie. En 1981, Jean-Yves eut un nouvel accident. Cette fois-ci, âgé de seize ans, il roulait en mobylette derrière une voiture qui freina brusquement. Le choc avec le tuyau d'échappement et le pare-choc de la voiture fut brutal : mollet ouvert et brulé, traumatisme au genou.

Le médecin qui s'occupa de lui à l'hôpital de Châteauroux fut rassurant : la blessure avait été soignée et la jambe était dans une gouttière, donc tout allait bien. Il préconisa même à Jean-Yves de se mettre debout et de marcher, ce qu'il ne put faire à cause d'une violente douleur et parce que la gouttière tombait. Jean-Yves fit remarquer qu'un plâtre serait plus pratique pour la marche. Comment ce jeune adolescent pouvait-il avoir l'outrecuidance de savoir ce qu'il était préférable de faire ? Puisqu'il demandait un plâtre, il allait en avoir un ! Quand j'arrivais dans l'après-midi, je découvris un plâtre d'une telle épaisseur, donc d'un tel poids, qu'il était impossible qu'il puisse se déplacer avec et surtout je fus intriguée par son pied : il ne tenait pas droit alors que Jean-Yves était allongé. Je pris son pied, le redressai mais il retomba.

Je compris que la situation était grave. Malgré l'avis de mon mari et aussi la fureur du médecin, je signai une décharge pour le sortir au plus vite de l'hôpital. Arrivés à la maison, j'appelai un ami kinésithérapeute qui me conseilla de consulter notre médecin, le Docteur Bertrand. Dans le même temps, je fis scier et ôter ce plâtre plus que monumental. L'avis de notre cher Docteur fut sans appel : *Si c'était ma jambe, je m'inquiéterais ; si c'était celle de mon fils, je serais déjà à Paris.*

La solution se trouvait à Neuilly avec le Docteur Bolze. Celui-ci nous donna rendez-vous pour le lendemain matin et fut scandalisé devant l'état de la jambe : les ligaments du genou étaient tous rompus ! Il fallait opérer rapidement, mais il y avait un sacré hic : la blessure du mollet avait été suturée sur une brûlure et un petit morceau de tuyau d'échappement était resté à l'intérieur : la plaie commençait à s'infecter ! Le plus urgent était de la rouvrir et de la désinfecter avant de pouvoir opérer. Ce qui fut fait quelques jours plus tard.

Revenons à l'histoire de la cheville de Jean-Yves. Lorsqu'il approcha de ses dix-huit ans, nous sommes retournés consulter le Docteur Bolze. Celui-ci était maintenant chef de service à l'hôpital de Aigle dans l'Orne. Il nous confirma qu'il était possible d'envisager l'opération. Jean-Yves ayant été renversé par un motard, il dût être examiné par les experts mandatés par les assurances. Il s'agissait de médecins dont l'un représentait l'assurance de la partie adverse. Ce dernier fit tout son possible pour que Jean-Yves refuse l'opération. D'après lui, c'était une opération risquée car personne n'avait jamais fait ce genre de réparation, elle pouvait très bien ne pas réussir, le chirurgien que nous avions choisi n'avait aucune notoriété et surtout, une opération des os était extrêmement douloureuse. Bien entendu, ce discours porta ses fruits et Jean-Yves ne voulut plus entendre parler de cette opération.

Au bout de quelques mois, je réussis à convaincre Jean-Yves de consulter à nouveau le Docteur Bolze. Ses explications et sa diplomatie rassurèrent mon fils qui accepta l'opération. Celle-ci se déroula sans problèmes, à tel point que le lendemain de l'intervention, le Docteur Bolze eut la surprise de trouver la chambre vide : Jean-Yves s'était levé, avait mis dans la poche de sa robe de chambre le bocal relié à la cheville pour évacuer les suintements, pris ses cannes anglaises et était parti à la découverte de l'hôpital ! Il ne semblait pas souffrir, la réparation de sa cheville avait parfaitement réussi.

Je citerai aussi le cas de ma fille Pascale. Un jour voyant des points noirs dans l'un de ses yeux, elle consulta en urgence un ophtalmologue de Châteauroux qui ne trouva rien d'anormal mais lui prescrivit des gouttes. Pascale fut intriguée car il avait signé une ordonnance déjà toute prête sur son bureau. Possédant un ancien Vidal*, cadeau d'un ami médecin, je me rendis compte que les deux collyres prescrits étaient ceux administrés pour les suites d'opération de la cataracte ! Elle décida de se rendre aux Urgences de l'hôpital de Limoges et il s'avéra qu'elle avait un décollement du corps vitré ! Heureusement, quelque chose qui n'est pas grave en soi et s'arrangea avec un peu de patience.

Dernier exemple, celui de ma belle-fille. Elle était infirmière libérale et à un moment, ressentit le besoin de faire un check-up avec une radio des poumons car elle était fumeuse. Quelle panique aux résultats de celle-ci : ses poumons étaient en si mauvais état qu'elle n'avait plus, d'après les médecins, que quelques années à vivre ! Je lui conseillai aussitôt d'aller passer une nouvelle radio dans un autre cabinet. Celles-ci montrèrent des poumons en parfait état. Il y avait eu une erreur : il lui avait été remis les radios d'une autre personne !! Cette histoire eut cependant un résultat intéressant : depuis ce jour, ma belle-fille n'a plus jamais touché une cigarette !

En relisant ces lignes, je m'aperçois que notre famille a accumulé beaucoup d'erreurs de diagnostics et j'espère qu'il n'en est pas de même dans toutes les familles. Comme je ne crois pas au hasard, je me demande si tout cela n'est pas arrivé pour que je puisse recommander le **discernement** à mes lecteurs et lectrices. Certains ou certaines vont peut-être trouver que je m'étends trop longuement sur des sujets qui n'ont rien à voir avec mon parcours au temps de mon cancer. Je donne volontairement tous ces exemples afin de bien montrer qu'il est souvent nécessaire de prendre plusieurs avis médicaux différents lorsque notre vie ou l'intégrité de notre organisme est en jeu. Dans les cas cités, vous constatez que je n'ai jamais cherché une autre voie que la médecine officielle car il s'agissait souvent de cas d'urgence où seule la chirurgie pouvait être salvatrice.

En revanche, lorsqu'il s'agit de maladies chroniques ou de maladies dégénératives avec souvent des pronostics pessimistes, je dirais : que risque-t-on à regarder et/ou choisir d'autres voies thérapeutiques ? Ces voies existent avec des résultats qui étonnent souvent ceux qui ont été condamnés à plus ou moins longue échéance. La médecine actuelle regarde seulement l'organe malade, le symptôme et ne tient pas compte en général du fait que le malade est un tout, qu'il doit être envisagé de manière holistique. Ce mot vient du mot grec *holos* qui signifie *complet, entier.* Une médecine holistique considère l'être humain dans son ensemble et sous tous ses aspects : physique, émotionnel, mental, spirituel, environnemental.

J'ai rencontré de nombreuses personnes qui ont eu des pronostics très pessimistes, avec des prescriptions lourdes, à qui l'on avait annoncé parfois qu'il n'y avait aucun espoir de guérison ; certaines d'entre elles ont retrouvé une parfaite santé en suivant des traitements non reconnus officiellement.

Avant de reprendre le récit de mon parcours de guérison, au risque de voir certaines lectrices ou certains lecteurs piétiner d'impatience, je désire tout d'abord partager les « *découvertes* » faites durant mes quatre années de présidence de l'Association Liberté-Santé 36, étayées ensuite par de nombreuses lectures à la librairie Arc-en-Ciel. Il me semble important de les inclure maintenant pour montrer que ma décision de me soigner par des thérapies dites non conventionnelles n'avait **rien d'irrationnel**.

Si vous êtes trop impatient-e-s de découvrir la suite de mon histoire, vous pouvez aller directement à la 5ème partie ! Et j'espère que vous aurez envie ensuite de revenir à ces trois chapitres ô combien passionnants !

Deuxième Partie

Les Chercheurs oubliés

" Science sans conscience
n'est que ruine de l'âme. "

Rabelais

Grâce à l'Association Liberté-Santé 36, je me suis intéressée à ces nombreux chercheurs, médecins ou autres scientifiques dont les travaux n'ont pas reçu l'aval des instances médicales officielles, malgré le sérieux de leurs recherches et la qualité de leur formation ; leur seul défaut étant de ne pas entrer dans le moule, de ne pas adhérer au *système*.

La liste - par ordre alphabétique - n'est pas exhaustive et j'espère que ceux que je n'ai pas mentionnés ne m'en voudront pas. Ils peuvent être découverts dans les quatre excellents livres, bien documentés du journaliste Pierre Lance : « *Savants Maudits, Chercheurs exclus* », paru aux Éditions Trédaniel.

Mirko BELJANSKI (1923-1998)

Mirko Beljanski naquit le 27 mars 1923 en Yougoslavie. Il arriva en France en 1945, titulaire d'une bourse du gouvernement yougoslave, pour y poursuivre des études de Biologie. Dès 1946, il intégra l'Institut Pasteur dans le service du Professeur Marcheboeuf et y rencontra Monique, la fille du Professeur de Physique René Lucas, qui deviendra sa femme et sa collaboratrice.

En 1951, il reçut le titre de Docteur ès Sciences et entra au C.N.R.S (Centre National de la Recherche Scientifique) dont il deviendra directeur honoraire en 1988, tout en intervenant encore à l'Institut Pasteur. En 1966, il obtint la nationalisé française.

À l'Institut Pasteur, ses recherches portèrent principalement sur l'ARN (Acide Ribonucléique) moins connu que l'ADN (Acide Désoxyribonucléique), objet des études du Professeur Jacques Monod, qui avait pris la direction du service à la suite du décès du Professeur Marcheboeuf. Très vite, une grande animosité s'installa entre les deux hommes, le Professeur Monod ne voulant pas reconnaître le bien-fondé des recherches de Beljanski. Malgré cela, les travaux de Beljanski sur l'ARN reçurent en 1960 une reconnaissance officielle par le prix Charles-Léopold Mayer que lui remit l'Académie des sciences.

Les relations entre les deux hommes empirèrent lorsque Beljanski émit sa théorie de la *transcriptase inverse*. Il avait remarqué une modification de l'ADN des cellules cancéreuses et axé ses recherches sur l'étude de substances végétales capables, grâce à leur ARN, de redonner une structure normale à la cellule cancéreuse. Malgré de nombreuses publications scientifiques et la reconnaissance de ses travaux par de nombreuses instances scientifiques internationales, le Professeur Jacques Monod n'accepta jamais que ce chercheur ait pu contredire ses propres travaux. Il n'obtint plus alors aucune promotion et ses crédits de recherche furent progressivement diminués. On aurait pu croire que les ennuis de Beljanski allaient cesser avec la mort de Jacques Monod en 1976, or il n'en fut rien. Son successeur, le biologiste François Gros fut encore plus virulent à son encontre ainsi qu'envers Monique, son épouse, et ils furent tous deux bel et bien licenciés de l'Institut Pasteur en 1978.

Ils intégrèrent alors la Faculté de Pharmacie de Châtenay-Malabry dans les Hauts-de-Seine, où ils continuèrent leurs recherches jusqu'à la retraite (officielle) de Mirko Beljanski en 1988. Un tel homme ne peut jamais être à la retraite et en collaboration avec sa femme, il continua ses travaux dans leur propre maison. Ils mirent au point des produits médicamenteux aux résultats indéniables qu'il prescrivit à des malades que la médecine officielle avait condamnés à plus ou moins brève échéance (cancer, sida). Devant les guérisons obtenues, le bouche à oreille fonctionna très vite et de nombreux patients trouvèrent des médecins disposés à prescrire ses produits malgré l'absence de la fameuse AMM (Autorisation de Mise sur le Marché) délivrée par l'ANSM (Agence nationale de Sureté du Médicament et des produits de Santé).

Le journaliste Pierre Lance, dans les revues Alternatif-Bien-Être de juillet et août 2018, signale que le couple Beljanski a essayé de faire tester et reconnaître officiellement leurs produits par le Ministère de la Santé. Ils essayèrent également d'attirer l'attention de laboratoires susceptibles de les fabriquer. Leurs efforts n'eurent aucun résultat et afin de satisfaire la demande, ils créèrent le laboratoire Cerbiol à Saint-Prim, près de Lyon dans l'Isère.

Leurs produits étaient prescrits par des médecins sous forme de préparations magistrales* effectuées par des pharmaciens ; ils avaient donc une sorte de légitimité, ce jusqu'en 1993 où le Ministère de la Santé interdit par décret la délivrance de préparations magistrales. Malgré une plainte déposée contre lui par ce même ministère en 1988, Mirko Beljanski durant toutes ces années put continuer ses recherches, ses expérimentations, ses études statistiques, sa priorité étant les bienfaits apportés aux malades. Le succès allait grandissant et bien sûr ne plaisait pas à tout le monde.

Nous sommes maintenant en 1994, le Président François Mitterand, Président de la République depuis 1981, paraissait chaque jour de plus en plus fatigué, et la rumeur dans le monde politique le disait atteint d'un cancer.

* Préparation médicamenteuse personnalisée effectuée par un pharmacien suivant la prescription du médecin.

Tout ce petit monde s'agitait : il n'allait sans doute pas pouvoir finir son mandat ! Qui allait se présenter pour le remplacer ? Or, à la grande surprise de tous, il retrouva de la vigueur !

L'explication en est donnée par Sylvie Beljanski, la fille du Docteur Beljanski dans son livre : *Gagner la lutte contre le Cancer. La découverte dont la République n'a pas voulu.* Le Président fut opéré d'un cancer de la prostate en 1992 et les médecins diagnostiquèrent un cancer généralisé avec une très courte espérance de vie. Cependant, François Mitterand désirait plus que tout terminer son mandat alors qu'il lui restait encore trois ans à assumer. Une personne proche lui conseilla de se tourner vers le médecin versaillais Philippe de Kuyper qui avait la réputation d'obtenir de très bons résultats sur les cancers de la prostate. Celui-ci lui prescrivit les gélules du Docteur Beljanski et bientôt l'état du Président s'améliora, ce qui déplut bien entendu à ceux qui désiraient sa place. Il s'ensuivit une campagne de dénigrement du Docteur de Kuyper, à tel point que François Mitterand dans une interview à Paris-Match en 1995, déclara qu'il devait son amélioration aux produits que lui prescrivait le Docteur de Kuyper. Ils lui permirent ainsi de terminer son mandat en mai 1995. Quelques mois plus tard, il décida d'arrêter tous les traitements et décéda en janvier 1996.

Durant cette période, le Docteur Beljanski put travailler en relative quiétude mais après le décès de François Mitterand, l'acharnement des milieux officiels reprit de plus belle. Les plaintes du Conseil de l'Ordre s'enchaînèrent et débouchèrent le 9 octobre 1996 sur une action policière d'une extrême violence.

Le G.I.G.N. (Groupe d'Intervention de la Gendarmerie Nationale) fut chargé d'envahir, de détruire le laboratoire Cerbiol et de ramener le Docteur Beljanski de Lyon à Paris, menotté comme un grand criminel ! Le même jour, le domicile du couple où se trouvait Monique Beljanski fut également perquisitionné et elle-même fut mise en état d'arrestation. Dans les jours qui suivirent de très nombreux médecins, pharmaciens furent également inquiétés : ils subirent des perquisitions et leurs dossiers médicaux furent confisqués, ce qui amena les forces de l'ordre à perquisitionner aussi chez les patients. Un mois plus tard, Mirko Beljanski déclara une leucémie dont il décéda en 1998.

Sylvie Beljanski, leur fille, avocate résidant à New-York, s'occupa aussitôt d'organiser leur défense. Mon but n'est pas ici de relater toutes les péripéties de cette histoire et je recommande vivement à ceux et celles que cela intéresserait, de se reporter à son livre cité plus haut. J'ajouterai seulement que devant la lenteur des procédures et les reports sans cesse émis par les tribunaux, leq conseils juridiques de sa famille déposèrent une plainte contre la France devant la Cour Européenne des Droits de l'Homme siégeant à Strasbourg. Cette plainte aboutit en 2002 à une condamnation de la France pour *violation de la Convention Européenne des Droits de l'Homme étant donné son âge (de Mirko Beljanski), et son état de santé, ainsi que de l'enjeu très important du procès et de l'atteinte portée à sa réputation de scientifique et au sérieux de ses recherches.* Mais évidemment, il n'y eut aucune publicité et aucune voix officielle n'a pris la parole pour réhabiliter la mémoire du Docteur Mirko Beljanski*.

Comme toujours il y eut aussi, en particulier sur certains sites Internet, une campagne de dénigrement qui traita et traite encore de charlatan, ce chercheur de haut niveau et certains malades ne savent que penser. Monique et Sylvie Beljanski, ont créé en 1999 aux États-Unis, la Fondation Beljanski ayant pour but de *promouvoir l'héritage du biologiste français Mirko Beljanski ainsi que ses découvertes*. Cette reconnaissance que lui a refusé la France est en train de lui être accordée par des équipes de scientifiques américains (Columbia University, Kansas University). Actuellement, c'est par l'intermédiaire de cette même Fondation que l'on peut se fournir en produits Beljanski, produits d'origine végétale, présentés comme non toxiques, pouvant être ajoutés à la chimiothérapie ou administrés sur les personnes dites en rémission** et pour tous types de cancer. Cette Fondation est en lien direct avec l'association française CIRIS (Centre d'Innovation, de Recherches et d'Information Scientifique), créée par Gérard Wiedlich au moment du fonctionnement du laboratoire de Saint-Prim. Ces deux organismes sont les seuls garants de l'authenticité des Produits Beljanski dont la marque fut également déposée en 1999.

Après avoir mis au point l'Oncotest, un appareil permettant de déterminer le caractère cancérogène ou non-cancérogène d'une molécule, le Docteur Beljanski créa des produits catalogués comme compléments alimentaires :

- Les extraits de Pao Pereira (plante amazonienne) et de Rauwolfia Vomitoria (plante africaine) pour leurs propriétés anti-cancérogènes.

- L'extrait de Ginkgo Biloba (originaire de Chine) qui active la réparation des tissus lésés par la chirurgie ou la radiothérapie.

- Les fragments d'ARN de l'E. coli K12 pour préserver l'immunité durant la chimiothérapie. Ils stimulent la production des globules blancs et des plaquettes.

* Mirko Beljanski rédigea 133 publications scientifiques sur les résultats de ses travaux, essentiellement aux États-Unis puisque censurées par le monde scientifique français.

** Rémission : c'est le terme utilisé (par prudence) par les médecins à la sortie d'un traitement anti-cancéreux comportant la plupart du temps une ablation de l'organe malade ou une chimiothérapie, sans se rendre compte de l'impact négatif que ce mot peut avoir sur certaines personnes. Durant un minimum de 5 ans, elles vont vivre avec cette épée de Damoclès au-dessus de la tête : je risque, je peux retomber malade, mon cancer peut repartir à tout instant sur un autre organe... et c'est ce qui se passe dans certains cas car la pensée est créatrice.

Rike Geerd HAMER (1935-2017)

Ce médecin allemand, Docteur en Médecine, en Physique et en Théologie, spécialisé en Psychiatrie et Neurologie, avec une thèse soutenue sur les tumeurs cérébrales, exerça durant près de vingt ans de façon tout à fait conventionnelle dans différentes cliniques universitaires ou privées allemandes. Son destin bascula en 1978 lorsque son fils Dirk, âgé de 19 ans, fut tué accidentellement d'un coup de fusil alors qu'il se trouvait sur le pont d'un bateau, en vacances, dans un petit port de Corse. Ce décès fut pour lui un choc terrible.

Quelques mois plus tard, Rike Hamer développa un cancer des testicules et il fit aussitôt la relation entre ce cancer et le choc émotionnel provoqué par le décès de son fils. Il exerçait alors dans le service de Gynécologie d'un hôpital de Munich. Pour étayer son intuition, il se pencha sur les cas de deux cents patientes atteintes de cancers et pour une grande partie d'entre elles, il trouva un lien entre leur maladie et un choc émotionnel important vécu quelques mois auparavant. Il eut l'occasion de parler de sa découverte lors d'une interview à la télévision locale et fut immédiatement licencié.

Il retrouva du travail dans une clinique de Cologne dans le service de Pneumologie, ce qui lui permit d'étudier près de 15 000 cas de malades du poumon. La plupart de ces malades étaient non-fumeurs et pourtant, beaucoup avaient développé un cancer. Pour la grande majorité d'entre eux, le Docteur Hamer trouva une relation de cause à effet entre choc émotionnel et maladie. Peu à peu, toutes ses recherches lui permirent d'établir une théorie révolutionnaire et de la défendre par une thèse soutenue en 1981 devant la Faculté de Médecine de Tubingen où il avait fait ses études. Cette thèse était étayée par 200 fiches médicales contresignées par les médecins en charge de ces malades. Son ancien professeur, séduit par ces théories, proposa de faire une étude complémentaire dans son propre service, mais l'autorisation lui en fut refusée par la Faculté.

Ses idées nouvelles le firent renvoyer de la clinique dans laquelle il exerçait mais il continua à recevoir des malades à titre libéral. En 1986, il fut radié de l'Ordre des Médecins pour avoir refusé de renier sa théorie et de revenir à la médecine conventionnelle. Puis, il lui fut notifié une interdiction d'exercer la médecine en Allemagne. Toutefois, le jugement ne remettait pas en cause ses recherches mais sa personnalité : il était soupçonné de démence !

En 1989, ses travaux furent reconnus officiellement par le Professeur Birkmayer, titulaire de la chaire de Cancérologie de Vienne en Autriche, mais il n'en fut pas réhabilité pour autant. En 1998, une Université de Slovaquie les approuva également et pourtant ses ennuis continuèrent jusqu'à la fin de sa vie. En 1997, il fut à nouveau condamné en Allemagne pour exercice illégal de la Médecine. Il s'exila alors en Espagne, puis en France où en 2004, il fut condamné à de la prison ferme et incarcéré durant deux ans. Il se réfugia ensuite en Norvège où il décéda en 2017.

Dans notre pays, ses travaux furent soutenus par l'*Association Stop au Cancer*, créée en 1985 à Chambéry. En Belgique, des hommes comme Léon Renard avec son livre *Le Cancer Apprivoisé* et Jean-Jacques Crèvecoeur avec *Le Langage de la Guérison* ont contribué à vulgariser la théorie du Docteur Hamer.

Cette théorie qu'il présenta lui-même comme une *Médecine Nouvelle* comprend 5 parties ou lois, mais pour simplifier, ici je ne développerai que les 3 premières.

Première loi ou Loi d'Airain : *La maladie est la réponse appropriée du cerveau à un choc émotionnel externe, vécu dans l'isolement et s'inscrit dans le cadre d'un programme de survie de l'espèce.* Au moment du choc, une rupture du champ électromagnétique se fait à un endroit précis du cerveau et suivant la zone cérébrale concernée, il y aura production de cellules cancéreuses au niveau de l'organe en relation avec cette zone. C'est ce qu'il appela le *Dirk Hamer Syndrom.*

Deuxième loi ou loi biphasique des maladies : *Tout programme bien fondé de la nature peut évoluer selon deux phases dans la mesure où il y a résolution du conflit émotionnel.* La première phase débute au moment du choc, avec l'entrée dans une phase de conflit où la tension interne est intense mais où la vie semble continuer normalement sans symptômes apparents. Lorsque les symptômes apparaissent, la personne entre dans la phase de réparation, de rééquilibrage amenant à la guérison avec, à un moment donné, une période de grande fatigue nécessitant beaucoup de repos.

Troisième loi ou Loi du système ontogénétique* des tumeurs et des maladies : *Selon la nature du conflit ou du Dirk Hamer Syndrom, c'est une zone bien précise du cerveau qui sera concernée.*

Après le diagnostic de son cancer, le Docteur Hamer eut l'idée de passer un scanner cérébral et il remarqua sur celui-ci une image circulaire anormale. L'étude de scanners de plusieurs patients atteints comme lui d'un cancer des testicules, révéla au **même endroit** les mêmes images circulaires ! Il les dénomma *Foyers de Hamer*. Chez certains, ce foyer était entouré par un œdème. Au début, l'observation de son propre scanner montrait seulement une image peu visible mais des scanners successifs montrèrent que plus il avançait dans la compréhension de sa maladie, plus l'image devenait visible avec apparition de l'œdème qu'il appela *Œdème de Hamer*. De nombreuses observations lui permirent d'établir une cartographie précise des aires cérébrales : il y a une corrélation exacte entre le conflit, l'aire cérébrale et l'organe atteint par la maladie. La présence de l'œdème indique un processus de guérison ! Mais la présence d'œdème indique surtout une rétention d'eau qui peut se manifester par différents symptômes : crise épileptique, perte de conscience, rupture d'anévrisme et même AVC.

* L'ontogénèse est l'étude du développement de l'individu, de la conception à l'âge adulte.

Il est difficile pour ceux qui ne connaissent pas les théories du Docteur Hamer, de penser que le malade est en phase de guérison.

En résumé, dès la résolution du conflit, notre organisme reçoit l'ordre de réparer les dégâts au niveau du cerveau : c'est l'apparition de l'Oedème de Hamer et au niveau de l'organe malade, les cellules cancéreuses cessent de progresser.

Je ne m'étendrai pas davantage sur les détails de cette théorie bien étayée par les observations cliniques du Docteur Hamer. Mais l'incompréhension de la médecine conventionnelle paraît normale car cette théorie va totalement à l'encontre de tout ce que l'on a appris depuis des siècles. La maladie est loin d'être une catastrophe puisqu'elle montre que nous sommes en train de résoudre un conflit émotionnel. Cette théorie remet en cause de nombreuses idées sur l'origine des maladies et en particulier du cancer (génétique, virale, addiction, exposition à diverses substances).

Une telle approche de la maladie apporte de l'espoir, elle est rassurante et bien loin des discours anxiogènes apportés par la médecine conventionnelle actuelle où les médecins parlent de rémission et non de guérison. Sans doute ne savent-ils pas que la peur abaisse fortement les défenses immunitaires donc les chances de guérison. Nous sommes tous des êtres ô combien émotionnels et nous avons tous eu l'occasion de constater sur nous-même les effets des émotions.

Lorsque qu'il n'existe aucune explication rationnelle de la maladie, savoir que l'on peut guérir en prenant conscience de son origine et surtout en trouvant une solution pour résoudre le conflit émotionnel, a changé ma vision de celle-ci et je m'étais bien promise d'agir en ce sens au cas où j'aurais un jour une maladie importante. Le cancer diagnostiqué en 1999 m'apporta l'occasion de vérifier par moi-même cette théorie.

René JACQUIER (1911-2010)

Né à Lyon, René Jacquier obtint un diplôme d'ingénieur chimiste après des études à l'École Supérieure de Chimie Industrielle de cette même ville. Il fit toute sa carrière professionnelle dans de grands groupes industriels tel Rhône-Poulenc qui, en 1934, l'envoya au Brésil. René Jacquier, chercheur infatigable déposa de nombreux brevets concernant l'industrie des peintures mais sa véritable passion fut l'étude de l'oxygénation des tissus organiques.

Comme souvent, cet intérêt s'éveilla à la suite d'un évènement qui pourrait paraître anodin. En 1936, il vivait à Rio de Janeiro avec sa femme et ses deux premières filles. Ces dernières attrapèrent la coqueluche, maladie particulièrement pénible à cause de ses très fortes quintes de toux dont certaines rappellent le chant du coq. À cette époque, il ne connaît pas de traitement vraiment efficace et leur médecin leur conseilla un voyage en avion ! Ce petit tour dans les airs fut magique car au retour, la toux s'arrêta rapidement. L'efficacité de ce traitement interpella René Jacquier qui réfléchit sur la physiologie de la respiration.

La respiration est une fonction complexe qui comprend deux phases : l'inspiration et l'expiration. Deux systèmes y participent : le système pulmonaire et le système circulatoire sanguin. Le premier est constitué de deux poumons dont le tissu est formé de très nombreuses petites alvéoles. Le second, comme son nom l'indique, est un circuit qui transporte le sang. Le sang arrive dans les poumons par les artères pulmonaires qui se ramifient en de très fins capillaires. Lors de l'inspiration, l'air inspiré apporte de l'oxygène (O2) tandis qu'à l'expiration, nous rejetons du gaz carbonique (CO2). L'échange - apport d'O2, rejet de CO2 - se fait dans les alvéoles. Le sang rejette le CO2 qu'il a puisé dans les organes et repart vers les organes pour apporter du dioxygène. Nos cellules ne peuvent vivre sans oxygène.

René Jacquier arriva à cette conclusion : lors de la montée en altitude, l'augmentation de la pression permet une plus grande fixation d'oxygène par l'hémoglobine, la transformant en oxyhémoglobine. Lors de la descente, il y a une dépression qui provoque la libération de l'oxygène en plus grande quantité que lorsque nous respirons normalement. Cette meilleure oxygénation des cellules apporte à celles-ci plus d'énergie, de vitalité pour lutter contre la maladie.Il fit de nombreuses expériences sur des malades atteints de diverses pathologies respiratoires (rhume, grippe, tuberculose) en apportant une meilleure oxygénation par la respiration de peroxydases*, expériences qui confirmèrent sa théorie.

Puis, ayant remarqué que les stations thermales, les sanatoriums sont la plupart du temps établis auprès de forêts de conifères, il expérimenta un traitement avec de l'huile essentielle de résine de pin ou térébenthine et

* Les peroxydases sont des enzymes, c'est-à-dire des catalyseurs permettant la décomposition des peroxydes ou dérivés toxiques de l'oxygène.

mit au point un produit qu'il nomma *orésine*. Il fabriqua également un appareil permettant d'inhaler les vapeurs de ce produit, appareil connu sous le nom de *Bol d'Air Jacquier*

En 1946, après que son appareil eût été testé dans un hôpital de Sao Paulo, il fit deux communications sur ses travaux dans la Revue Brésilienne de Médecine. Il déposa un brevet en Angleterre et son procédé fut reconnu par l'Office Mondial de la Santé à Genève. De retour en France, il continua ses recherches et persuadé que *l'oxygénation peut placer l'organisme dans les meilleures conditions de régénération et fortifier le système immunitaire,* il appliqua sa méthode sur des personnes atteintes de cancer et obtint des résultats très intéressants dont il fit une communication en 1974 au Congrès International du Cancer à Florence en Italie. Malgré le sérieux de ses travaux, il ne reçut jamais la reconnaissance des Autorités Médicales Françaises sous prétexte qu'il n'était pas médecin mais seulement chimiste ! On peut trouver l'explication de son traitement sur le cancer dans son livre : *De l'Atome à la Vie. Cancers et Maladies* paru aux Éditions Trédaniel.

Durant ses dernières années (il est décédé en 2010), il travailla avec la Société Holiste créée pour la fabrication et la diffusion de son Bol d'Air. Actuellement, de plus en plus de thérapeutes proposent des soins avec cet appareil et à l'heure où j'écris ces lignes, en plein confinement dû à la pandémie du Covid19, il me semble que cette technique devrait être intéressante puisqu'il s'agit de problèmes respiratoires. Je ne sais si des détenteurs du Bol d'Air Jacquier l'auront expérimentée et avec quel succès.

Georges LAKHOVSKY (1870-1942)

Ayant eu l'occasion de lire un article écrit par Georges Lakhowsky, intitulé *La santé par les Ondes,* je trouvai ses idées intéressantes. Il rappelait que dans la Nature, tout est vibration, que toute cellule vivante possède une vibration qui lui est propre et peut subir un déséquilibre. Cette constatation l'amena à penser qu'un microbe, lui-même être vivant mais vibrant à une fréquence différente de celle de la cellule, va produire sur celle-ci un déséquilibre qui transformera cette cellule saine en cellule malade. Pour la ramener à l'état de santé, il lui paraissait nécessaire de lui apporter des radiations capables de rétablir son état d'origine. Rappelant combien il est difficile dans les traitements de cancers par radiothérapie de n'atteindre que les cellules malades sans toucher aux cellules saines, il proposa d'utiliser une technique qui ne tuerait pas mais permettrait à la cellule de retrouver sa vibration initiale.

Georges Lakhowsky fut un homme extrêmement discret et il y a peu de renseignements sur sa vie privée. Né en Russie en 1870, il semblerait qu'il ait d'abord obtenu un diplôme d'ingénieur à Odessa (Ukraine) avant d'arriver à Paris à l'âge de 26 ans. Il s'inscrivit à l'École des Ponts et Chaussées ainsi qu'à la Faculté de Médecine sans toutefois passer le diplôme de médecin. En 1939, ayant pris ouvertement partie contre le nazisme dans un livre intitulé *La Civilisation et la Folie du*

Racisme, il trouva plus prudent de s'exiler aux États-Unis où il décéda à New-York en 1942.

Georges Lakhovsky est l'un de ces chercheurs passionnés souvent controversés. Bien qu'ayant vécu à Paris durant une quarantaine d'années et reçu l'appui de scientifiques réputés, tel le Professeur Arsène d'Arsonval - médecin et physicien, membre de l'Académie de Médecine et de l'Académie des Sciences - avec lequel il travailla à l'hôpital La Pitié-Salpêtrière, il est actuellement presque oublié. Le Docteur Jean-Louis Portes, en 1983, sous la direction du Professeur Rullière, lui consacra pourtant sa thèse de doctorat, soutenue justement à la Faculté de Médecine liée à cet hôpital. Celle-ci intitulée *La Vie et l'œuvre de Georges Lakhovsky* m'avait renseignée sur le sujet. Contacté au moment de l'écriture de ce livre, le docteur Portes, homéopathe, m'a fait savoir qu'il n'a pas poursuivi ses recherches dans ce domaine.

À partir de 1925, Lakhowsky expérimenta ses idées sur une variété de géranium : le Pélargonium Zonatum. Par l'injection d'une bactérie : Bactérium tumefaciens, il provoqua la formation d'une tumeur sur une tige de plante. La tige ayant été entourée par une spirale de cuivre, présenta d'abord une rapide croissance de la tumeur sans diminution de la vitalité de la plante puis la tumeur se nécrosa et tomba. En 1930, il mit au point un appareil nommé *Oscillateur à Ondes Multiples* plus connu sous le nom de Machine de Lakhovsky, breveté à Paris dès 1931, puis aux États-Unis.

Il passa alors à l'expérimentation sur des malades présentant des tumeurs dans différents hôpitaux parisiens : Saint-Louis, Val de Grâce ainsi qu'à la Maison Médicale du Calvaire qui accueillait des malades atteints de cancer en phase terminale. Malgré des résultats extrêmement positifs, son travail fut combattu par une partie de ses pairs mais repris aux États-Unis par le Professeur Kobak jusqu'au décès de ce dernier en 1956. Des milliers de personnes furent soignées au Rush Médical School de l'Université de Chicago et on peut en trouver trace dans les archives du département de Médecine Physique de cette ville.

L'oscillateur à Ondes Multiples se compose de deux diffuseurs entre lesquels se place le malade. Il doit être installé dans un local d'au moins 12 mètres carrés ne comportant aucune installation métallique. C'est un ré-harmonisateur des ondes cellulaires. Cet appareil étant pratiquement impossible à trouver actuellement, je n'entrerai pas dans les détails.

Lorsque en 1999, je reçus le diagnostic de tumeur cancéreuse, je pensai immédiatement à cette possibilité de thérapie. Sa simplicité m'attirait et je me mis en quête d'un appareil. Sur Internet, je trouvais un médecin qui en possédait quelques-uns et les mettait en location. C'était assez cher et d'ailleurs il n'en avait pas de disponible. Je ne désespérais pas d'en trouver un mais ce n'est qu'en mai 2001 que j'en eus l'opportunité et je m'en servis très peu. En effet, je venais d'être opérée et n'en voyais plus l'utilité.

Ignace-Philippe SEMMELWEIS (1818-1865)

Les recherches du Docteur Ignace Philippe Semmelweis sont dignes d'intérêt, c'est pourquoi je désire consacrer quelques lignes à ce médecin d'origine hongroise. Après l'obtention d'une licence en droit à la faculté de Budapest (Hongrie), il partit à Vienne (Autriche) pour y continuer ses études dans cette discipline afin de devenir avocat selon le désir de son père. A cette époque, ces deux pays faisaient partie du même empire, l'empire austro-hongrois.

Mais le destin en avait décidé autrement. Ayant eu l'opportunité d'assister à une autopsie qui se déroulait dans la morgue d'un hôpital, il fut littéralement fasciné et décida aussitôt de changer d'orientation : il s'inscrivit, non pas en droit, mais en médecine. Il obtint son doctorat en 1844 avec une thèse sur les vertus thérapeutiques des plantes et compléta sa formation par une maitrise en obstétrique. En 1846, il devint chef de clinique dans une maternité de Vienne, établissement associé à l'École de Médecine.et dirigé par le Professeur Johann Klein.

Il y fut aussitôt interpellé par le nombre de femmes qui décédaient de fièvre puerpérale à la suite de leur accouchement : entre 12 et 18 % suivant les années. Cet établissement possédait deux services distincts, l'un réservé aux étudiants en médecine et l'autre à la formation des sages-femmes. Curieusement, dans ce dernier, la mortalité n'excédait pas 1 à 2%. En cinq ans, on avait d'ailleurs comptabilisé 1889 décès dans le premier contre 691 dans le second.

Le professeur Klein ne s'étonnait pas de la situation et avançait diverses explications, à savoir : épidémie, mauvaise position lors de l'accouchement, promiscuité et surtout fermentation du lait maternel. Toutes ces raisons ne satisfaisaient pas le Docteur Semmelweiss qui avait noté qu'à l'autopsie, le ventre des femmes décédées était rempli de pus.

Quelques mois plus tard, l'un de ses amis, le professeur Kolletschka, médecin légiste mourut d'une très forte fièvre qui s'était déclarée à la suite d'une blessure faite lors d'une autopsie. Le rapport de son autopsie décrivait des lésions identiques à celles relevées chez les femmes décédées de fièvre puerpérale. Le Docteur Semmelweiss fit immédiatement le rapprochement : la mort avait son origine dans un contact avec une substance issue des cadavres. La différence entre le service des médecins et celui des sages-femmes devenait claire : celles-ci n'approchaient jamais les cadavres ! Et les médecins ou les étudiants en quittant la salle d'autopsie allaient directement ausculter les patientes : ils leur apportaient la contamination !

Dès 1847, le Docteur Semmelweiss imposa dans son service un lavage des mains avant chaque examen et obtint immédiatement une diminution notable du nombre de décès. Cependant, cette obligation déplut à la plupart des médecins et des étudiants qui la trouvaient trop astreignante de par sa durée (minimum 5 minutes) et de par l'irritation provoquée par le détergent utilisé (hypochlorite de calcium). En réalité, ces messieurs avaient bien du mal à admettre leur responsabilité dans cette contamination.

En 1848, il ajouta à ce lavage des mains, un nettoyage de tous les instruments susceptibles d'être utilisés lors des examens ou des accouchements. Le résultat fut concluant puisque la fièvre puerpérale fut pratiquement éradiquée de son service. Il reçut alors le soutien de l'un de ses anciens professeurs, le Professeur Skoda qui demanda la création d'une commission officielle pour examiner les résultats, demande qui fut rejetée par le Ministère concerné.

En 1851, découragé par toutes les difficultés rencontrées, il retourna à Budapest où jusqu'en 1857, il dirigea une maternité avant de s'installer en médecine libérale. Sa clientèle était nombreuse mais il acceptait mal les critiques de ses pairs toujours aussi imperméables à ses découvertes. En 1861, il publia enfin les résultats et les conclusions de ses recherches dans un énorme volume de 500 pages : *Prophylaxie de la fièvre infantile*.

En 1865, il sombra dans une sorte de dépression. Désespéré de n'avoir pu faire reconnaître le bien fondé de ses recherches et découvertes, il fit imprimer un tract qu'il distribua lui-même dans la rue. En voici le texte* : *Jeunes hommes et jeunes femmes, vous êtes en danger de mort ! Le risque de fièvre puerpérale menace vos existences. Méfiez-vous, femmes qui entrez en travail : à moins que tout ce qui vous touche ne soit lavé à l'eau et au savon puis rincé dans une solution de chlorure, vous allez mourir et votre enfant avec vous. C'est donc à vous même que j'en appelle ! Protégez-vous ! Votre ami.*

Ignace Philippe Semmelweiss. Ce désespoir lui fit perdre la raison et il fut interné. Il mourut 3 semaines plus tard suite aux mauvais traitements des soignants.

Ce médecin, désespéré de ne pouvoir sauver la vie des femmes qui mouraient de fièvre puerpérale alors qu'il avait découvert l'origine de la maladie et le moyen d'y pallier, montre combien il est difficile de faire admettre des idées nouvelles à certains pontes imbus de leur science et de leur pouvoir. Cette attitude n'est pas nouvelle et malheureusement, sévit encore actuellement.

* d'après un article du Docteur Philippe Gorny paru dans Paris-Match du 27 août 2020.

Jean SOLOMIDÈS (1911-1979)

Jean Solomidès (Yangos en grec) naquît à Chypre en 1911, alors sous domination britannique. Dès son plus jeune âge, il manifesta le désir de faire de la recherche médicale. L'île n'ayant pas de Faculté de Médecine, il choisit de venir étudier en France. Par manque de place à Paris, c'est à Montpellier qu'il valida son PCN (Certificat de Physique, Chimie, Sciences Naturelles) qui, à l'époque, était la classe préparatoire à l'entrée en Faculté de Médecine, et fit l'année suivante, sa première année de Médecine. Il put ensuite intégrer la Faculté de Médecine de Paris et préparer en même temps une Licence de Sciences Naturelles (Chimie Biologique, Minéralogie, Physiologie générale). Il soutint sa thèse de Doctorat en Médecine en 1938 et l'année suivante obtint un diplôme de Bactériologie.

Pendant la seconde guerre mondiale, en tant que citoyen britannique, il fut assigné à résidence à Toulouse où il passa une nouvelle Licence de Sciences (Chimie générale, Chimie Physique, Botanique Générale). Dans le même temps, il aida la Résistance, ce qui lui valut en 1949 de recevoir la nationalité française. De 1938 et jusqu'en 1949, il fit partie du C.N.R.S, en détachement à l'Institut Pasteur où il travailla sous la direction du Professeur Van Diense. Leurs recherches portaient sur la tuberculose et son bacille, le bacille de Koch. Il mit en évidence que les peroxydases c'est-à-dire des catalyseurs d'oxydation, détruisaient les bacilles de la tuberculose mais également les cellules cancéreuses. Il se pencha tout particulièrement sur l'huile de foie de morue. Durant cette période, il fit de nombreuses communications scientifiques sur le sujet et en 1948, l'une d'elles parue à la Société Française de Microbiologie fut relayée par de nombreuses publications scientifiques internationales et figure dans les Annales de l'Institut Pasteur.

Tout ceci nous montre que Jean Solomidès était un grand scientifique et un chercheur de haut niveau. Tout alla bien pour lui jusqu'à la fin de l'année 1949. Cette année-là, son père, atteint d'un cancer, fut déclaré incurable par les médecins chypriotes. Jean Solomidès, espérant sauver son père, lui adressa des ampoules de distillat d'huile de foie de morue. Jusqu'à présent, les expérimentations sur le produit avaient été réalisées sur des lapins ou des cobayes mais jamais sur des êtres humains. À la grande surprise des médecins qui le suivaient, son père se remis en seulement trois semaines.

Évidemment, l'affaire fit grand bruit et l'Institut Pasteur, auquel il n'avait pas pensé demander l'autorisation (qui lui aurait certainement été refusée), prit très mal la chose. Dans le même temps, Jean Solomidès osa remettre en question l'utilité des vaccins. Il démontra que l'immunité apportée par ceux-ci n'était que temporaire or, on le sait, la fabrication de ceux-ci constitue pour l'Institut Pasteur, une grande partie de ses revenus financiers. Dès novembre de cette année 1949, le Professeur Van Diense lui signala qu'il était devenu persona non grata en cet Institut et lui conseilla même de chercher du travail ailleurs. En effet, il fut licencié pour des motifs fallacieux en décembre. Il frappa alors à la porte de tous les laboratoires pouvant être susceptibles d'avoir un poste pour un tel chercheur et toutes se fermèrent. Et afin qu'il comprenne bien que le monde de la recherche scientifique officielle ne voulait plus de lui, il reçut en juin 1950, une notification de renvoi du CNRS.

Pour Jean Solomidès, il était impossible d'arrêter ses recherches, d'autant que leurs résultats semblaient prometteurs. Il installa alors un petit laboratoire à son propre domicile, dans la cave de sa maison de Sceaux, en région parisienne. En 1951 et 1952, il demanda et obtint l'AMM pour deux des produits mis au point et présentés pour le traitement des cancers. Ils furent même utilisés en Belgique et y étaient remboursés par la Sécurité Sociale. Le bouche à oreille fonctionnant très bien, de plus en plus de médecins et de malades s'adressèrent à lui pour obtenir ses produits et ces derniers purent attester de leur guérison. Sa réputation grandit au point qu'il lui fut rapidement fait un procès par le Ministère de la Santé français pour exercice illégal de la Médecine.

Mais pourquoi, puisqu'il possédait un Doctorat en Médecine ?

Dans son livre *L'Affaire Solomidès*, paru en 1977, André Conord explique très clairement des *« subtilités »* qui nous dépassent. Je vais les rapporter de façon aussi simple que possible, les phrases en italique étant tirées de ce livre.

On se souvient que Jean Solomidès avait obtenu son Doctorat en Médecine en 1938 *: Pour exercer la* *médecine en France, il fallait en effet être Français, avoir obtenu un diplôme d'État de la Faculté de Médecine et être inscrit à l'Ordre des Médecins... Sujet britannique, il a reçu le* ***Diplôme d'Université et non le Diplôme de Faculté*****.**

En 1947, il demandait sa naturalisation et saisissait l'opportunité d'une loi exceptionnelle, la transformation de son diplôme d'Université en diplôme d'État pour faits de résistance.

Il reçut du Secrétaire de la faculté de Médecine une réponse assez étonnante : il lui sera accordé le bénéfice de la loi mais à certaines conditions. *En raison de vos titres scientifiques, vous êtes dispensé de l'examen de culture générale française et de* **la thèse**. *Vous devez subir les épreuves* **des trois examens de clinique**.

Or, en 1938, il avait soutenu sa thèse et passé avec succès les examens de clinique !

Après réflexion, il décida de ne pas donner suite à ces démarches car il n'avait nullement l'intention de s'installer comme médecin mais bien de continuer dans la recherche. Il ne savait pas que cette transformation qu'il jugeait inutile lui aurait été précieuse des années plus tard. Il était maintenant français mais il lui manquait le Diplôme d'État qui lui aurait permis de s'inscrire à l'Ordre des Médecins, et d'exercer légalement, la Médecine.

D'après le ministère de la Santé, Jean Solomidès *reçoit des malades et prescrit un médicament. Il exerce donc la médecine, mais illégalement.*

Et comme il fabrique lui-même son médicament, il se rend coupable d'exercice illégal de la Pharmacie.

Je ne relaterai pas ici tous les ennuis auxquels il fut soumis et ce, surtout après une émission télévisée initiée par Georges de Caunes qui lui apporta une célébrité qu'il ne recherchait pas. La bataille judiciaire dura jusqu'à sa mort en mai 1979. Je retiendrai seulement qu'il avait mis au point des produits qui eurent des résultats positifs dans de nombreux cas.

Selon lui, les cellules cancéreuses seraient anaérobies (sans besoin d'oxygène), leur apporter de l'oxygène entraîneraient donc leur destruction. C'est ce qu'il faisait avec des peroxydases, qu'il dénomma plus tard physiatrons. Son fils prit, à sa mort, la direction du petit laboratoire de Sceaux qui fut fermé par ordre du Ministère de la Santé en 1985. Après avoir suscité tant de passion, ses produits semblent être peu à peu tombés dans l'oubli...

René QUINTON (1866-1925)

Le Biologiste René Quinton eut un parcours professionnel peu banal. Né en décembre 1866 à Chaumes-en-Brie (Seine et Marne) où son père était médecin, il fit ses études secondaires au lycée Chaptal à Paris. Avant de continuer des études supérieures, il se tourna vers la littérature, écrivant quelques romans et pièces de théâtre et voyagea, essentiellement dans les pays méditerranéens. Enfin, il revint à Paris, suivit des études scientifiques (géologie, paléontologie, biologie) et collabora avec le Professeur Mary au Muséum d'Histoire Naturelle de cette ville.

Avant de parler de ses recherches en lien avec la santé, il faut signaler qu'il s'intéressa aussi à l'aéronautique à tel point qu'il créa en 1908 la *Ligue Nationale Aérienne* ayant pour but de promouvoir les vols aériens. Il dessina les ailes des avions des frères Wrighy et de Santos Dumont*. Capitaine de réserve, il fut mobilisé dès le début de la Première Guerre en 1914 et y fut blessé de nombreuses fois. Il s'y distingua par de nombreux faits d'armes qui l'amenèrent à terminer la guerre avec le titre de Lieutenant-Colonel et il reçut également la Légion d'Honneur. Il décéda en 1925 d'une crise cardiaque.

* Les américains Orville (1871-1948) et Wilbur Wrighy (1867-1912) et le brésilien Alberto Santos-Dumont qui vécut longtemps en France (1873-1932) sont des pionniers bien connus de l'aviation.

Une rencontre peut parfois changer le destin d'un homme ou d'une femme. Ce fut le cas de René Quinton. En 1885, alors qu'il se trouvait dans la propriété familiale de Chaumes-en-Brie, il remarqua une vipère totalement immobile, gelée, qui semblait morte. Il décida de l'emporter dans la maison où à sa grande surprise, elle retrouva sa vivacité. Cette observation l'intrigua et l'amena à se poser des questions sur la température idéale ainsi que sur le milieu idéal à la survie des organismes vivants.

À partir de l'étude des conditions de l'apparition de la vie sur la Terre, il démontra que tout organisme vivant a besoin d'une température - qu'il appelle température initiale - pour se maintenir en vie et possède un mécanisme d'adaptation aux conditions extérieures.

Il réfléchit ensuite aux conditions idéales du milieu ambiant. La vie étant apparue dans la mer, c'est dans la composition de celle-ci qu'il pensa pouvoir trouver ce milieu idéal. Le physiologiste Claude Bernard (1813-1873) avait déjà avant lui, apporté la notion de milieu intérieur. Notre milieu intérieur, qu'il appellera *milieu vital* doit être proche du milieu marin. Encore faut-il le démontrer ! Il se risqua alors à faire une expérience sur un vieux chien de laboratoire nommé Sodium : sous anesthésie, il le vida d'une grande partie de son sang et lui injecta de l'eau de mer. L'animal qui était tombé dans le coma, reprit rapidement vie. Il publia en 1904 le résultat de ses recherches dans un ouvrage au très long titre : *L'eau de Mer, Milieu Organique : Constance Du Milieu Marin Originel, Comme Milieu Vital des Cellules, À Travers la Série Animale.*

René Quinton, après avoir choisi un lieu de prélèvement de l'eau de mer et les traitements à lui apporter pour garantir sa pureté, l'expérimenta sur l'être humain. Ayant constaté que l'injection de cette eau de mer rétablissait la santé de personnes malades (gastro-entérites, dénutrition, voire même choléra), il ouvrit à Paris en 1907, un premier *Dispensaire Marin,* puis de nombreux autres tant en France qu'à l'Étranger. Durant la guerre de 1914-1918, les blessés reçurent également des injections de cette solution, en palliatif aux transfusions sanguines. Il est vraiment dommage que ce produit ne soit plus remboursé par la Sécurité Sociale depuis 1982 et surtout qu'il ne soit plus autorisé en injection intraveineuse depuis 1993, date à laquelle le laboratoire de l'époque ne présenta pas de dossier d'agrément.

Actuellement, il est donc seulement possible de prendre du Plasma de Quinton sous la forme d'ampoules buvables. Elles existent en solutions hypertoniques ou isotoniques. Hypertonique c'est-à-dire contenant environ 33 g/litre de sels minéraux, donc supérieure à la concentration du plasma sanguin ou isotonique, contenant 9g/litre de sels minéraux, soit la concentration du sérum sanguin, solution obtenue par dilution de l'eau de mer par de l'eau de source. Les indications sont nombreuses, dans les cas de carences. Il est bon de savoir cependant que la solution hypertonique est à déconseiller en cas d'hypertension.

Il est possible de se fournir en ampoules de Plasma de Quinton dans toutes les pharmacies. Elles sont maintenant fabriquées à Alicante en Espagne par le Laboratoire Agua de Mar dont un médecin français, le Docteur Marc-Antoine Paya fut jusqu'à ces dernières années le directeur médical. Il est à ma connaissance le seul laboratoire à fabriquer le véritable Plasma de Quinton. L'eau de mer utilisée est la plus pure possible, recueillie à 30 mètres de profondeur dans des eaux non polluées et à l'intérieur d'un vortex au large dans l'Océan Atlantique (Golfe de Gascogne). Elle est transportée dans des bateaux spéciaux puis acheminée jusqu'au laboratoire où elle est analysée, purifiée par une double microfiltration à froid et conditionnée en ampoules ou flacons stériles.

Associée à ce laboratoire, il existe aussi à Alicante une Fondation René Quinton qui créa un musée à sa mémoire. On peut y voir les premiers filtres en céramique utilisés pour la microfiltration à froid, les comptes rendus des résultats obtenus sur les malades traités dans les Dispensaires Marins, des machines provenant des laboratoires français où elles furent utilisées en dernier.

Au risque de paraître chauvine, je trouve anormal que ce soit l'Espagne et non pas la France qui rende un tel hommage à un chercheur français qui, par ses travaux, sauva en son temps de nombreuses vies.

Avant de terminer, je désire aussi citer ici trois autres scientifiques français dont les mérites n'ont pas été reconnus à leur juste valeur par notre pays.

- Le Docteur Arthur Vernes (1879-1975) a mis au point des tests (Cancérométrie de Vernes) permettant de diagnostiquer les maladies ou de choisir les remèdes qui conviennent au malade et également créé des solutés* portant son nom. Ils ne sont plus actuellement fabriqués.

- L'ingénieur hydrologue Louis-Claude Vincent (1906-1998) pour ses travaux sur la qualité de l'eau qui l'ont amené à mettre au point un procédé appelé Bioélectronique de Vincent. Ce procédé permet d'évaluer la qualité de nos aliments, de l'eau bien sûr mais également l'état de notre santé. Bien connue et utilisée en Allemagne, au Canada et aux États-Unis, la bioélectronique l'est très peu en France.

- Le géologue et docteur-ès-sciences Loïc Le Ribault (1947-2007) qui organisa la police scientifique en France avant de démontrer l'efficacité du Silicium Organique enregistré sous le nom de G5 (renforce les défenses immunitaires, a des propriétés anti-inflammatoires, complément intéressant dans les cas de cancer, etc...). Il fut obligé de s'exiler en Irlande et en Espagne suite aux poursuites pour exercice illégal de la médecine dont il fut l'objet en France.

* un soluté est une substance dissoute dans un solvant.

Je tiens aussi ici à citer l'allemand Hans Nieper (1928-1998) car la France n'est malheureusement pas le seul pays à rejeter ces scientifiques qui dérangent. Diplômé de Médecine et de Physique, les travaux de Hans Nieper dans ces deux disciplines sont remarquables et furent reconnus par de nombreuses Académies aux États-Unis. En ce qui concerne la santé, il dénonça les méthodes utilisées dans le traitement des cancers et mit en garde sur les dangers de l'aluminium dans les vaccins et les emballages alimentaires. Ses connaissances en physique lui ont permis de collaborer avec la Nasa, dans la continuité des travaux de Nikola Tesla*.

Ce qu'il a écrit dans son livre *Révélation en Médecine et Santé* : « ***Pour la plupart des scientifiques, la sauvegarde d'un dogme est plus importante que l'espoir apporté par de nouvelles connaissances*** » n'a pu fatalement que lui apporter quelques inimitiés.

Et les récentes polémiques autour des traitements du Covid19 montrent que ces guéguerres sont loin d'être terminées ! Elles cesseront lorsque nous serons tous capables de discernement et nous sentirons responsables de notre santé.

Cette énumération pourrait porter à croire que seuls des chercheurs masculins sont « oubliés », or pour

* Nikola Tesla (1873-1943), ingénieur surdoué d'origine serbe, connu essentiellement pour son principe de l'Énergie Libre. Après quelques années à Paris où il ne fut pas reconnu à sa juste valeur, il s'installa aux États-Unis où ses recherches furent également rejetées. Elles commencent à être redécouvertes actuellement.

les femmes scientifiques, c'est encore plus grave : on n'en parle pas ou peu. Dans mon livre *Chouette ! L'Invisible nous parle*, je cite en ces termes l'existence de Véra Rubin, *une grande astronome américaine (1998-2016) dont les travaux sur la vitesse de rotation des étoiles prouvèrent l'existence de la matière noire et qui s'est battue pour que les femmes aient accès aux études scientifiques.*

Lors de l'écriture de celui-ci, je désirai parler de Jacqueline Bousquet, cette grande chercheuse décédée en 2013 et, désirant trouver des informations précises à son sujet, je me suis rendu compte qu'elle avait purement et simplement été radiée d'un site de documentation très connu. Pourtant elle possède un impressionnant curriculum vitae de par ses diplômes et les postes occupés. Docteur ès Sciences, chercheuse honoraire au CNRS de 1962 à 1967, collaboratrice du Professeur Émile Pinel (1906-1985), mathématicien et biologiste à l'hôpital Necker, etc... Également conférencière et écrivain, on lui doit de nombreux articles dans des revues telles Troisième Millénaire et Nouvelle Conscience. Elle est aussi auteure de plusieurs livres dont un en collaboration avec la journaliste Sylvie Simon connue pour ses prises de position sur les vaccinations, les médecines alternatives et les dysfonctionnements du monde médical. : *Le Réveil de la Conscience*, paru aux Éditions Trédaniel. Pourquoi ce déni de sa personne alors que le Professeur Pinel est toujours répertorié ? Sa contribution à l'Éveil des Consciences, reliant sciences et traditions en fait-elle une dangereuse terroriste ou est-ce simplement parce-qu'elle est une femme ?

3ème Partie

Les Thérapies

" La santé, c'est notre héritage, notre droit
et l'union parfaite et totale entre âme, esprit et corps. "

Docteur Édouard Bach

Dans cette troisième partie, je vais répertorier et décrire les différentes thérapies dont j'ai découvert les bienfaits à partir de mes années de présidence de l'Association Liberté-Santé 36. La première sur laquelle je me suis penchée fut bien entendu l'homéopathie puis vinrent le magnétisme, la sophrologie et beaucoup d'autres. Je ne me souviens pas de l'ordre chronologique de leur découverte aussi adopterai-je ici l'ordre alphabétique.

Je donnerai seulement un bref aperçu de chaque thérapie et non pas une explication complète de la méthode. Au lecteur ou à la lectrice interessé-e de faire ensuite ses propres recherches.

La liste n'est pas exhaustive, loin de là ! J'aurais pu parler de l'iridologie, de l'ozonothérapie, de la naturopathie, de la phytothérapie, de la visualisation créatrice, de l'hydrothérapie du colon, du shiatsu et de bien d'autres encore. Bien évidemment, l'ostéopathie, reconnue en France depuis 2002 seulement, l'étiopathie, la chiropractie (2ème pratique médicale officielle aux États-Unis) sont également très importantes pour la santé car il arrive que le problème soit structurel mais je pense que ces techniques sont maintenant suffisamment connues pour que je ne les décrive pas.

Toutes ces thérapies sont essentiellement complémentaires aux traitements conventionnels, elles peuvent aussi être alternatives mais jamais sans un suivi médical.

Dans cette partie, je développe aussi l'Alimentation qui n'est pas à proprement parler une thérapie mais qui est primordiale pour retrouver la santé ou pour la conserver.

Acupuncture

L'acupuncture est partie intégrante de la Médecine Traditionnelle Chinoise. C'est une pratique qui rééquilibre l'énergie vitale de notre corps que les Chinois appellent Qi. Elle est issue du TAO ou principe de vie. Cette énergie est double : l'une appelée le YIN est négative, reliée à la Lune et l'autre, le YANG, positive reliée au Soleil. Il s'agit d'une alternance et d'une complémentarité.

Dans les pays asiatiques, cette pratique est connue depuis la plus lointaine Antiquité. On en trouve référence au Japon, en Corée ainsi qu'en Inde où elle fait partie de la Médecine Ayurvédique. Depuis 2010, elle est inscrite au Patrimoine Culturel Immatériel de l'Humanité.

L'acupuncture se réfère à une cartographie très précise du corps humain à la surface duquel sont répertoriés de nombreux petits points : les points d'acupuncture. Ceux-ci sont reliés entre eux par un réseau de canaux nommés méridiens. Chaque méridien est relié à un organe. Il existe donc une sorte de réseau de communication, invisible à l'œil, réseau qui transporte cette énergie vitale chargée de maintenir l'équilibre, l'harmonie du corps.

Cette énergie entre dans le corps par la respiration, c'est-à-dire le souffle, puis circule au travers de ces méridiens au nombre de douze paires. Chaque méridien, relié à un organe, lui apporte l'énergie et porte son nom. L'énergie passe également dans deux canaux médians, l'un sur le devant du corps est appelé Vaisseau Concepteur, l'autre, dans le dos, Vaisseau Gouverneur.

La stimulation des points d'acupuncture se fait généralement à l'aide de petites aiguilles mais elle peut être obtenue par des impulsions électriques, manuelles, lumineuses ou thermiques. Ces dernières ou moxibuxions se pratiquent avec des bâtonnets d'armoise ou moxas qui, enflammés, se consument doucement au niveau du point d'acupuncture.

Par exemple, lorsque le malade présente un trouble au niveau de l'intestin, l'acupuncteur sait qu'il s'agit d'un déséquilibre de l'énergie du méridien correspondant. Il stimulera donc celui-ci par l'intermédiaire des points d'acupuncture pour rétablir l'équilibre. Il en est de même pour tous nos organes. En fait, d'autres notions interviennent que nous découvrirons dans l'aperçu de la Médecine Traditionnelle Chinoise (page 155).

Alimentation

Depuis mon enfance, mon alimentation a été celle d'une grande partie des Français, c'est-à-dire une nourriture omnivore. Ayant connu les restrictions de la guerre, j'ai été habituée à manger ce qu'il y a dans mon assiette et mon organisme n'avait jamais rejeté un aliment quel qu'il soit jusqu'à mon adolescence. Vers mes quinze ans, je commençai à avoir des soucis avec le petit-déjeuner. Celui-ci était traditionnellement composé de café au lait, de pain, beurre et confiture. Je me mis à le rejeter quelques minutes après l'avoir absorbé. Maman s'en était aperçue et pensant que j'étais malade, m'obligeait à rester à la maison. Or, aussitôt après l'avoir vomi, je me sentais en pleine forme et désirais aller au lycée. Durant près de dix ans, je buvais donc ce fameux café au lait puis, sans rien dire, j'allais le vomir et partais suivre mes cours. Cela peut sans doute paraître impensable aux générations actuelles, mais il était impossible de faire admettre à Maman qu'elle pouvait avoir tort de me nourrir ainsi ! Quel soulagement lorsque je quittais le domicile familial et me retrouvais seule dans une chambre d'étudiante ! J'allai immédiatement acheter du thé !

Mon corps avait compris que le café au lait ne me convenait pas. Je ne cherchais pas à en connaître la raison car notre éducation nous faisait croire que le lait de vache était absolument nécessaire à la croissance des enfants : il devait leur apporter des vitamines et surtout le calcium indispensable à la minéralisation des os. C'est d'ailleurs la raison pour laquelle notre brave docteur avait conseillé de m'emmener vivre à la campagne. Là, j'y avais découvert le délice de boire chaque soir un grand bol de lait, bien chaud et mousseux, juste sorti du pis de la vache. Rien à voir avec les laits de vache que nous trouvons maintenant dans la plupart des rayons alimentaires. De plus, actuellement, ils contiennent les hormones qui ont été administrées à l'animal.

Je compris pourquoi mon corps rejetait le café au lait à la lecture du livre du Docteur Nicolas Le Berre, au titre particulièrement évocateur : *Le Lait... Une Sacrée Vacherie.* D'après lui, le lait de vache n'est absolument pas chimiquement parlant fait pour le genre humain et sa consommation apporte de nombreux troubles : eczémas, psoriasis, acnés, troubles intestinaux et autres. Il a les qualités nécessaires pour la croissance du veau qui doit peser rapidement plusieurs centaines de kilos et non pour celle des enfants.

Je ne m'étendrai pas plus sur ce sujet. Si vous êtes intéressés par le sujet, et surtout si vous désirez des preuves de ce que j'avance, en trouverez facilement dans cet ouvrage mais aussi dans celui de la nutritionniste Anne Laroche Walter : *Lait de Vache : Blancheur Trompeuse* (Éditions Jouvence).

La plupart des Occidentaux ont traditionnellement une alimentation omnivore qui apporte, suivant les pays, une plus ou moins grande consommation de produits d'origine animale. Déjà dans l'Antiquité, de grands philosophes comme Pythagore, prônaient une alimentation végétarienne par respect de la vie animale. C'est en Inde, que le végétarisme est le mode d'alimentation usuel.

Cependant, depuis les années 1960, cette façon de s'alimenter gagne du terrain dans nos pays et le néophyte se perd un peu entre les différents termes utilisés. Il y a :

- Les Végétariens qui ne mangent ni viandes, ni poissons, ni crustacés mais consomment encore des produits laitiers et des œufs.
- Les Végétaliens qui suppriment tout ce qui est d'origine animale, y compris produits laitiers, œufs et également le miel.
- Les Végans qui vont encore plus loin puisque non seulement ils ne consomment plus de produits d'origine animale mais ne portent plus de vêtements issus de ce monde (pulls en laine, vestes ou sacs en cuirs, etc.) et n'utilisent plus de produits cosmétiques testés sur les animaux. Sans doute, font-ils attention aussi à ne pas consommer des médicaments ou administrer des vaccins dont l'Autorisation de Mise sur le Marché est liée encore aujourd'hui à des expériences faites sur les animaux, expériences qui sont fréquentes bien qu'absolument pas indispensables (selon une enquête de Audrey Jougla, résumée dans son livre *Profession : Animal de Laboratoire* paru aux Éditions Autrement, et bien d'autres articles scientifiques).

Lorsque l'on pense à la souffrance animale, il devient important de changer notre mode d'alimentation. Parfois, pour de nombreuses raisons plus ou moins valables, ce changement n'est pas facile à réaliser mais il est toujours possible de diminuer notre consommation de viande. D'autant que d'après les chiffres relevés par

Fred Varga*, *en 50 ans (1950-2000), la consommation mondiale de viande a été multipliée par 5 alors que la population a seulement doublé.* Et *pour certains chercheurs, l'élevage-agriculture, tel qu'il est pratiqué aujourd'hui, est même la première cause du réchauffement climatique... En 2002, 1/3 des céréales produites et récoltées dans le monde avait directement servi à l'alimentation du bétail. Cela représentait au niveau mondial 670 millions de tonnes, soit assez pour nourrir 3 milliards d'êtres humains !*

Qui dit augmentation des besoins en viande, veut dire aussi besoin de plus de terres agricoles pour la culture des céréales nécessaires à l'alimentation du bétail et ipso facto, déforestation à outrance.

Repenser notre alimentation n'est donc pas seulement une nécessité pour notre santé mais une urgence pour la planète.

Nombreux sont les ouvrages concernant l'alimentation avec parfois des avis contradictoires. Telle personne me disait avoir été guérie d'une polyarthrite grâce à la *Macrobiotique*** (méthode inspirée par l'alimentation des moines zen) ; telle autre avait suivi la *Méthode Kousmine* dont je parlerai plus loin.

* Fred Varga : *L'Humanité en Péril.* (Éd. Flammarion)

** Macrobiotique : c'est avant tout une philosophie qui respecte la vie sous toutes ses formes et insiste sur l'alimentation. Elle préconise les aliments biologiques, sans pesticides et la cuisson douce ou vapeur ; elle privilégie les céréales, les légumes et les fruits, laisse peu de place à la viande et aux produits laitiers ; ajoute des produits tels le tofu, les algues et les oléagineux (noix, noisettes, amandes).

Le Docteur Bernard Woestelandt, lui, dans son livre *De l'Homme Cancer à l'Homme Dieu* conseillait l'*Instinctothérapie* c'est-à-dire la seule consommation d'aliments crus choisis à l'instinct... Je ne m'étendrai donc pas sur toutes ces méthodes, n'étant nullement compétente en la matière et chacun est libre de choisir sa propre alimentation. Le lecteur ou la lectrice verra plus loin la façon dont je me suis nourrie durant mon expérience de la maladie au travers du cancer.

Par contre, dans un livre relatant une expérience avec le cancer, il ne faut pas laisser de côté le rôle du sucre dans cette maladie. Le médecin allemand Otto Henrich Warburg, également Docteur en Chimie (Prix Nobel de Physiologie en 1931), mit en évidence en 1924 l'un des fonctionnements de la cellule cancéreuse. Celle-ci ne puise pas son énergie dans l'oxygène mais dans la fermentation du glucose. La conclusion logique étant que, privée de sucre, la cellule cancéreuse n'ayant plus de carburant va mourir. Il est de ce fait grandement important lorsque l'on est atteint d'un cancer, de restreindre le plus possible sa consommation de sucre. Le Docteur Warburg démontra également que les tissus cancéreux sont acides (pH inférieur à 7) et les tissus sains sont alcalins ou basique (pH supérieur à 7), d'où l'importance de vérifier régulièrement le pH du sang qui ne doit pas être acide. Il a été scientifiquement prouvé que la cellule cancéreuse ne peut se développer en milieu basique, c'est-à-dire un pH supérieur à 7.

De toute façon, pour se maintenir en bonne santé, on se doit d'éviter une alimentation trop riche en sucres mais également en protéines qui modifieraient la flore intestinale normale, celle-ci devenant une flore de putréfaction et non de fermentation, ce qui apporte de nombreux déséquilibres.

Le jeûne est également une thérapie complémentaire recommandée par certains cancérologues : il s'agit d'une méthode de nettoyage de l'organisme. On distingue différentes sortes de jeûne :

- le jeûne sec (sans nourriture et sans eau) se doit d'être court ;
- le jeûne hydrique (uniquement de l'eau) ;
- la cure du thérapeute allemand Rudolf Breuss (jus de légumes et tisanes) durant 42 jours.

Un autre allemand, le Docteur Otto Buchinger (1878-1966), atteint de polyarthrite rhumatoïde, se guérit (avec l'assistance du Docteur Riedling) par un jeûne de 3 semaines. Ce résultat l'amena à se pencher sur toute la littérature concernant les jeûnes et à ouvrir dès 1920 une clinique spécialisée dans laquelle il soignait le corps sans oublier sa dimension spirituelle et son lien avec la Nature : c'est une méthode holistique alliant le corps et l'esprit. Son livre *Le Jeûne Thérapeutique* est toujours édité. Deux cliniques continuent actuellement à pratiquer sa méthode, gérées par ses descendants, l'une à Überlingen en Allemagne, au bord du lac de Constance et l'autre en Espagne, à Marbella.

Depuis quelques années, de nombreux thérapeutes proposent des séjours de jeûne avec diverses activités accompagnatrices. On ne conseillera jamais assez de ne pas pratiquer le jeûne en solitaire, tout au moins les premières fois et de se faire accompagner par des professionnels. Il est aussi important de vérifier qu'il n'y a pas de contre-indications tels : problèmes cardiaques, insuffisance rénale, problèmes inflammatoires, grossesse. Avant le jeûne proprement dit, une descente progressive dans l'alimentation est nécessaire en supprimant d'abord les produits d'origine animale, puis les huiles et les oléagineux, les céréales, les fruits et les légumes. Le jeûne peut durer 3, 5, 7 jours ou plus. Il faut ensuite prévoir une période de réalimentation progressive en réintroduisant les aliments dans l'ordre inverse de la descente.

Quelle que soit notre façon de nous nourrir, faisons de nos repas des moments de calme, totalement conscients des aliments qui sont dans notre assiette, en les mâchant assez longtemps afin qu'ils soient imprégnés de salive et soient ainsi plus faciles à digérer. Ne nous astreignons pas non plus – sauf en cas de graves soucis de santé – à des régimes trop stricts qui peuvent parfois nous empêcher de profiter de moments de convivialité fort agréables et bénéfiques.

L'importance n'est pas de se priver de tel ou tel aliment, de ne manger que tel ou tel autre, qu'il soit de nature animale ou végétale, mais de remercier ces aliments qui donnent leur vie - car la Vie est en tout - pour que nous puissions continuer la nôtre. Suivons l'exemple des Amérindiens qui ne partaient jamais à la chasse sans envoyer des pensées vers les animaux qu'ils allaient tuer et les remerciaient de leur sacrifice. Il en a certainement été de même de tous nos lointains ancêtres, très en lien avec la Nature. Les enseignements de nos religions, souvent rejetés, nous recommandaient de bénir nos repas et peu d'entre nous le font encore. Cette pratique relevait sans doute d'observations empiriques ou d'une connaissance intuitive, car nos ancêtres ne connaissaient pas les travaux de Masaru Émoto* qui écrit ceci : *J'ai mentionné le fait que l'eau exposée aux mots amour et gratitude forme les plus beaux cristaux* (en cristallisation** sensible*). Il est clair que le mot amour a la capacité à lui tout seul de créer de magnifiques cristaux mais la combinaison d'amour et de gratitude donne aux cristaux une profondeur et un raffinement unique, l'éclat du diamant. J'ai aussi découvert que les cristaux amour et gratitude ressemblaient davantage aux cristaux gratitude qu'aux cristaux amour. C'est l'illustration que la vibration gratitude est plus puissante et qu'elle a une plus grande influence* (que la vibration amour) :

Remercier est un gage de bonne santé !

L'importance de ces deux mots : amour et gratitude amène à admettre que l'état d'esprit des personnes qui préparent les repas est aussi très important. La nourriture s'imprègne de leurs pensées et c'est la raison pour laquelle dans les ashrams en Inde, les cuisiniers travaillent en chantant le nom de Dieu ou en répétant des mantras. Je vais résumer ici une petite histoire, preuve de ce que j'avance, histoire relatée par le Docteur Gabriel Cousens (médecin homéopathe) dans une revue du C.D.I.C.

* dans *son livre Les Messages cachés de l'Eau.*

** Cristallisation : méthode mise au point en 1925 par le chimiste allemand Ehrenfried Pfeiffer, sur les conseils de Rudolf Steiner, père de l'Anthroposophie. Elle permet de connaître les qualités d'une substance par l'observation de ses cristaux formés en présence de chlorure de cuivre. Méthode utilisée en agriculture biologique, également en cosmétique et phytothérapie.

C'est l'histoire d'un moine qui vivait une vie pure, n'avait que de pures pensées et mangeait une nourriture pure. Il accepta un jour l'invitation d'un roi à venir séjourner chez lui quelques jours. Or, ce roi était de nature cupide. Durant ce séjour, le moine mangea la nourriture préparée par le cuisinier cupide du roi cupide. Le mental du moine commença à s'imprégner de pensées cupides. Un jour, sous une impulsion, il vola le collier de perles de la reine et personne ne soupçonna le moine.

Lorsqu'il se remit à manger sa propre nourriture, préparée avec de pures pensées et de l'amour, le mental du moine s'éclaircit, il redevint sattvique*, prit conscience de ce qui était arrivé et décida l'aller rendre le collier au roi. Celui-ci lui demanda des explications et sans peur, il expliqua que la nourriture qu'il avait mangée au château, imprégnée de son état de conscience cupide et préparée par un cuisinier cupide, l'avait momentanément empoisonné de cupidité.

Une chose sur laquelle on ne s'arrête pas lorsque l'on parle de l'alimentation, c'est **l'importance de boire et surtout boire de l'eau**. Souvent, on attend d'avoir soif pour boire et cela se voit essentiellement chez les personnes âgées, or il est nécessaire de boire avant même d'avoir soif.

*de Sattva, terme sanscrit signifiant amour, équilibre et pureté.

Dans un livre traitant du cancer et autres maladies, on ne peut passer sous silence la **MÉTHODE KOUSMINE** et le parcours de la Docteure Catherine Kousmine (1904 – 1992). Celle-ci naquit en Russie dans une famille assez aisée qui s'installa en Suisse dès 1916. La jeune Catherine dut s'adapter à un système scolaire différent avec des cours dispensés dans une langue qu'elle pratiquait mal. Elle surmonta très rapidement cet handicap jusqu'à devenir première de ses classes. Son père l'encouragea à entreprendre des études supérieures à une époque où les femmes étaient éduquées la plupart du temps pour être de parfaites maîtresses de maison. À la rigueur, il leur était possible d'envisager le professorat... Catherine choisit la Médecine !

En 1928, elle obtint son diplôme de Docteure en Médecine de la Faculté de Lausanne et fit une spécialisation en Pédiatrie. D'abord installée à Lausanne dans cette discipline, elle fut très vite obligée de l'abandonner et devint Médecin Généraliste : les consultations pour enfants étant payées moitié moins que celles d'un adulte ne lui permettait pas d'assumer ses frais de fonctionnement.

Dans les années 1940, elle observa que dans sa clientèle, les malades atteints de tumeurs cancéreuses étaient de plus en plus nombreux. Ce constat l'interpella et elle décida de se pencher tout spécialement sur cette maladie. Les informations fournies par les publications médicales sur le sujet lui paraissant peu claires et souvent contradictoires, elle entreprit ses propres recherches. Aidée par deux amis, l'un pharmacien, l'autre chimiste, elle installa un laboratoire dans une cuisine inoccupée de son appartement.

Les chercheurs de l'Institut Curie à Paris avaient observé que 90% des souris nées et élevées dans leurs laboratoires développaient vers 4 mois un cancer du sein. La Docteure Kousmine désira faire ses propres expériences à partir de souris en provenance de cet Institut. Par mesure d'économie, elle modifia leur nourriture. À Paris, les souris recevaient une nourriture en comprimés. Les trois amis alternèrent les comprimés avec du vieux pain, des carottes et de la levure de bière. Autrement dit, les souris recevaient tantôt des aliments naturels, tantôt des aliments dévitalisés, et ils observèrent que le taux de cancer était seulement de 50%. Ils en conclurent donc à **une relation entre Cancer et Alimentation**.

Durant 17 ans, la Docteure Kousmine et ses amis continuèrent leurs expériences, observant les effets des aliments et des vitamines sur les souris malades et dès 1949, elle expérimenta sa théorie sur un malade atteint d'un cancer généralisé qui n'avait officiellement plus qu'une espérance de vie de 2 ans. Durant quelques années, ce malade présenta des alternances d'amélioration de sa santé lorsqu'il s'alimentait suivant les conseils de la Docteure Kousmine et de rechutes lorsqu'il revenait à ses anciennes habitudes alimentaires. Enfin, en 1958, il comprit que sa guérison dépendait absolument de son alimentation. S'astreignant alors à un régime alimentaire très strict, son cancer disparut et ne réapparut jamais.

La méthode Kousmine est basée sur cinq grands principes ou piliers :

- Premier pilier : Alimentation saine.

- Deuxième pilier : Complémentation en nutriments (vitamines et oligoéléments).

- Troisième pilier : Hygiène intestinale.

- Quatrième pilier : Lutte contre l'acidification anormale de l'organisme.

- Cinquième pilier : Cure de vaccins, une technique d'immunothérapie utilisée seulement pour des cas de maladies telles asthme, rhumatisme, qui n'a rien à voir avec les vaccins de la médecine conventionnelle.

De nombreux médecins qui ont adhéré aux observations de la Docteure Kousmine, recommandent sa méthode et adhèrent à *l'Association Médicale Kousmine* créée pour la divulguer correctement. Ses recommandations sont détaillées dans de nombreux livres et en particulier dans celui intitulé *La Méthode Kousmine.*

La méthode Kousmine est donc une thérapeutique globale de l'individu et non pas seulement une simple réforme de l'alimentation. C'est une méthode qui s'adresse tout d'abord aux médecins en leur faisant comprendre la nécessité de travailler sur le système immunitaire.

On ne peut parler de Catherine Kousmine sans évoquer son célèbre petit déjeuner, la Crème Budwig à base de fromage blanc maigre, huile de tournesol, citron, banane et graines oléagineuses fraichement moulues, qu'elle a adapté du *Muesli*, le petit-déjeuner traditionnel des Suisses.

Il faut surtout retenir que la méthode Kousmine ne peut être appliquée si l'on n'intègre pas la notion de Conscience et de Responsabilité.

Avoir conscience que nous sommes responsables de notre guérison.

Amaroli

Cette pratique est également connue sous le nom d'Eau de Vie. C'est grâce à un petit livre* paru en 1993 aux Éditions Vivez Soleil, dirigées par le Docteur Christian Tal Schaller, que je découvris le mot Amaroli. Au premier abord, je le trouvais évocateur de fraîcheur mais, lorsque je sus ce qui se cachait derrière lui, je ressentis un incontrôlable mouvement de répulsion. De quoi s'agit-il donc ? De boire sa propre urine !

Il s'agit en réalité d'une très ancienne thérapie utilisée depuis la nuit des temps et en de nombreux pays. Ce mot qui nous arrive d'Inde peut se traduire en français par Urinothérapie ou Thérapie par l'Urine. Elle est déjà mentionnée dans la Bible, dans d'anciens écrits tels ceux du médecin grec Galien ou du naturaliste romain Pline l'Ancien. Presque totalement oubliée en Occident, elle est très courante en Inde où elle fut d'abord réservée aux yogis avant d'être conseillée à tous les adeptes de la Médecine Ayurvédique et ce, depuis plus de 5000 ans. Gandhi, lui-même en aurait fait une pratique journalière. En Chine, elle est toujours prescrite par la Médecine Traditionnelle Chinoise. Il en est de même au Japon. Elle est encore connue de toutes les populations nomades tels les Touaregs ainsi que des chamans aussi bien sibériens qu'amérindiens.

* Amaroli, livre co-écrit par le Docteur Christian Tal Schaller, Ludmilla de Bardo, Johanne Razanamahay, Françoise Schaller-Nitelet et Kiran Vias.

Nous avons oublié qu'aux siècles passés, elle était expliquée à l'équipage et aux passagers avant le départ des bateaux, comme moyen de survie en cas de naufrage. Elle est aussi conseillée en période de guerre, aux soldats qui peuvent se retrouver isolés dans le désert ou en tous lieux sans possibilité de sortie et sans accès à la nourriture et à l'eau. Dans le livre que j'ai cité plus haut, on peut trouver de nombreux témoignages dignes de foi. Elle a sauvé la vie de nombreuses personnes qui allaient mourir par manque d'eau ou atteintes de maladies que nul médecin n'avait pu guérir.

Il s'agit donc d'une méthode de survie mais également d'une thérapie reconnue depuis des siècles et passée sous silence depuis l'ère de la médecine scientifique, c'est-à-dire celle liée à l'industrie chimique. Comme la plupart d'entre nous, le Docteur Tal Schaller l'ignora durant les premières années de sa vie professionnelle.

En 1970, le Docteur Tal Schaller eut en consultation un homme présentant un psoriasis généralisé qu'aucun médicament allopathique n'avait pu soulager. L'homéopathie et les conseils d'alimentation qu'il conseilla lui apportèrent un soulagement passager mais pas une guérison durable. Il n'avait plus de nouvelles de cet homme depuis longtemps lorsqu'il le rencontra par hasard. Il semblait en pleine forme et confia s'être guéri après avoir effectué un jeûne en s'hydratant avec sa propre urine et en se frictionnant également le corps avec son urine. Au bout de deux semaines, le psoriasis avait totalement disparu et n'était jamais revenu. Il avait découvert cette thérapie dans un livre écrit par

J.W.Armstrong - *The Water of Life.* (L'Eau de Vie) relatant sa guérison de la tuberculose par cette méthode.

Le Docteur Tal Schaller eut la réaction que tout médecin devrait avoir devant une thérapie qui a donné des résultats positifs, en l'occurrence : l'étudier et non la rejeter sans motifs. Pour vérifier si une thérapie est valable, rien de mieux que de se l'appliquer à soi-même, ainsi que le font de nombreux chercheurs. Christian Tal Schaller intrigué, décida de se lancer dans cette aventure. Il n'avait pas de pathologie particulière mais ressentit rapidement une énergie nouvelle revenir dans son corps. Puis, il compléta son expérimentation en prescrivant Amaroli à quelques patients capables de comprendre sa démarche. Devant les bienfaits obtenus, il fut l'un des premiers en France à faire la promotion de cette thérapie simple et gratuite. De nombreuses communications scientifiques existent sur le sujet, essentiellement en anglais ou en allemand. Elles ont surtout été effectuées aux États-Unis avant l'essor de l'industrie pharmaceutique chimique qui vit le jour après la Guerre de 1939-1945.

C'est une méthode simple : il suffit de boire chaque matin un verre de notre propre urine, mais l'on peut commencer par une ou deux cuillères à soupe en augmentant régulièrement la dose. La première émission d'urine après la nuit est à éviter à cause de son odeur et de son goût généralement forts. Il est préférable d'attendre la deuxième ou la troisième émission de la matinée. De plus, s'il paraît difficile de la boire pure, on peut tout à fait la diluer dans de l'eau ou du jus d'orange.

Peu à peu, il deviendra possible d'en boire plusieurs fois dans la journée suivant notre envie et sans inconvénient. Certaines personnes ajoutent Amaroli à une période de jeûne. Il est d'ailleurs à noter que si la pratique d'Amaroli a été précédée de quelques jours de jeûne, l'urine émise devient claire et d'odeur agréable.

L'utilisation en massage du corps ou en compresses sur une plaie ou sur une brûlure est également possible. Dans ce cas, on peut utiliser l'urine d'une autre personne.

Pour comprendre le fonctionnement de l'urinothérapie, il est nécessaire de se pencher sur celui de l'organe producteur de l'urine : le rein ou plutôt les reins puisque nous avons ici un organe pair, situé de chaque côté de la colonne vertébrale. Leur rôle est multiple or, on ne retient que leur rôle d'élimination des déchets toxiques produits par l'organisme ou absorbés par ce dernier. On oublie généralement qu'ils ont aussi un rôle dans la production d'hormones et d'enzymes qui seront rejetés dans le sang ainsi qu'un rôle de régulation de la teneur des minéraux dans le sang. Lorsque les reins fonctionnent mal, une partie de ces hormones, de ces minéraux au lieu de repartir dans le sang sont éliminés dans les urines. Boire son urine, ré-apporte donc à l'organisme les éléments dont il a besoin et qui ont été à tort, évacués par les urines.

Durant longtemps, l'observation de l'urine, par sa couleur, son odeur, son goût était d'ailleurs un indice dont le médecin tenait compte pour son diagnostic. Par exemple, le goût sucré de l'urine est un détecteur de diabète.

Mais cela, c'était avant l'arrivée de la Médecine Scientifique.

Amaroli fait partie des thérapies aux bienfaits reconnus de manière empirique, c'est-à-dire reconnus par l'observation de résultats cliniques indéniables. Les récits des personnes qui ont vu leur santé s'améliorer après avoir expérimenté l'urinothérapie peuvent amener à comprendre ceux et celles qui la pratiquent.

Il est évident que cette thérapie fait appel aux ressources naturelles présentes dans notre corps, à la force de guérison qui est en nous. Elle est à l'opposé de la Médecine actuelle qui s'attaque aux symptômes et non aux causes du déséquilibre. Il est pourtant totalement illogique de s'attaquer aux conséquences du déséquilibre sans en rechercher les causes.

En résumé, nous avons avec cette Eau de Vie, une thérapie simple et gratuite. Il faut juste oser dépasser notre répulsion première d'autant que selon le témoignage des utilisateurs, au fur et à mesure que notre organisme se détoxifie, l'urine devient de plus en plus claire, son odeur et son goût de plus en plus agréables.

Argile

Dans son livre *L'Argile qui Guérit,* Raymond Dextreit (1908-2001) indique que les bienfaits de l'argile étaient connus bien avant notre ère. Les Égyptiens connaissaient ses propriétés purificatrices et s'en servaient aussi pour la momification. Les médecins de la Grèce Antique réduisaient les fractures à l'aide de bandelettes recouvertes de boues argileuses. Il en est question dans les écrits de médecins tels Pline l'Ancien (29-79 après J.C) ou Galien (129-201) ainsi qu'au Moyen Âge, dans ceux du célèbre médecin Avicenne (980-1037).

Atteint dès son enfance de graves problèmes intestinaux, Raymond Dextreit vit sa santé se dégrader encore davantage vers l'âge de trente ans avec de douloureux et invalidants soucis articulaires. C'était l'époque où Henri-Charles Geoffroy (voir p. 124 Bains Dérivatifs) gazé lors de la guerre 14-18 avait retrouvé la santé en adoptant un régime alimentaire végétalien et partageait son expérience lors d'émissions radiophoniques. Son écoute fut une révélation pour Raymond Dextreit. Il s'inspira aussi des travaux des précurseurs de la Naturopathie tels les allemands Kneipp et Kuhne. Il décida donc en premier de changer son alimentation en adoptant un régime végétalien qu'il remplaça peu à peu par le végétarisme auquel il ajouta des tisanes. Il utilisa l'argile en boisson ainsi qu'en cataplasmes en application sur ses articulations douloureuses. Il pratiqua également les Bains Dérivatifs et au bout de quelques années, retrouva une santé florissante.

Fier de ses résultats, il passa le reste de sa vie à partager son expérience. Il écrivit de nombreux livres et donna aussi de nombreuses conférences. Après sa mort, ses enfants et petits-enfants ne voulant pas que ses travaux tombent dans l'oubli, créèrent l'association *Vivre en Harmonie* et répondent aux questions que peuvent se poser les lecteurs et lectrices des livres de leur père et grand-père.

Raymond Dextreit explique que l'argile a des qualités curatives certaines, non pas démontrées scientifiquement mais de manière empirique : à partir de l'observation des résultats. Ceux-ci sont dus aux qualités d'absorption et d'adsorption de cette roche. Jusqu'à présent, pour l'ancienne géologue que je suis, l'argile était une roche sédimentaire connue sous des appellations différentes suivant le gisement et ses propriétés, mais jamais je n'avais pensé qu'elle puisse être utilisée pour notre santé.

L'argile est **absorbante**, autrement dit elle est capable de faire disparaître un élément en s'en imprégnant. Ainsi elle peut éliminer une mauvaise odeur : elle peut être utilisée pour faire disparaître celle du chlore de l'eau de certaines villes.

Elle est **adsorbante**, c'est-à-dire qu'elle peut capter et fixer à sa surface, une substance qu'elle aura puisée dans un organisme. J'ai ainsi souvent vu mon amie Isabelle l'utiliser pour faire sortir une épine de rose malencontreusement fichée dans sa peau. Un petit cataplasme d'argile et très vite l'épine sort de la peau.

Plus besoin de pince ou d'aiguille pour l'extirper avec plus ou moins de difficultés !

Elle est **bactéricide**, puisqu'elle peut être utilisée dans les cas d'abcès, de furoncles et même de dysenterie amibienne.

Elle est **cicatrisante** car appliquée sur une plaie, celle-ci se referme rapidement. Des témoignages indiquent qu'elle est beaucoup plus efficace que la plupart des pommades prescrites par les médecins.

De tout ceci, il faut retenir qu'il y a deux usages de l'argile : externe ou interne. Dans le premier cas, il s'agira de l'appliquer sous forme de cataplasmes pour les plaies, brûlures, abcès, etc... alors qu'en interne, elle pourra être absorbée par voie buccale, anale ou vaginale.

Il n'existe pas une argile mais des argiles d'aspect et de composition chimique très différentes. La plus utilisée est l'argile verte que l'on trouve maintenant facilement dans les boutiques de produits biologiques, dans les pharmacies et autres. On la trouve en poudre ou en tubes prête à l'emploi.

Je ne m'étendrai pas sur les différentes pathologies qui peuvent être soulagées voire même guéries par l'utilisation de l'argile car d'après ses adeptes, elles sont nombreuses. Il est très facile de se reporter aux livres qui traitent actuellement de cette thérapie. Mais personnellement, je pense maintenant qu'il serait bon, dans chaque foyer, d'avoir un tube d'argile !

Des informations utiles sont également données sur le site de Jade Allegre, médecin, naturopathe et antropologue médicale.

Aromathérapie

Ce terme indique l'utilisation à des fins thérapeutiques d'extraits aromatiques de plantes connus généralement sous le nom d'huiles essentielles et dont les propriétés médicinales sont reconnues depuis l'Antiquité. Les Égyptiens les utilisaient en thérapie mais aussi pour l'embaumement des corps. On en trouve aussi référence dans les écrits chinois, indiens ainsi que chez les grecs et les romains.

En Occident, l'essor des huiles essentielles date surtout du début du 19ème siècle mais en France, c'est essentiellement le Docteur Jean Valnet (1920-1995) qui contribua au développement de ces disciplines : aroma thérapie et phytothérapie (thérapie par les plantes). Médecin et chirurgien militaire, il utilisa avec succès les huiles essentielles pour les soins des blessés durant la guerre d'Indochine. Il quitta l'armée en 1959, s'installa à Paris comme médecin tout en continuant ses études sur les plantes. À la suite de la sortie de son livre *Docteur Nature* (chez Fayard), il fut suspendu par l'Ordre des Médecins durant un an. Il est le créateur de la marque d'huiles essentielles et de composés bien connus : Docteur Valnet.

L'extraction des huiles essentielles se fait par différents types de distillation et celles-ci ne doivent pas être confondues avec les essences qui elles, ont des ajouts de produits chimiques. Malgré leur nom, ce ne sont pas des corps gras. Elles sont également utilisées en parfumerie et en cosmétique.

En thérapeutique, elles peuvent être utilisées par voie cutanée, orale et olfactive. Dans le premier cas, elles doivent être mélangées à de l'huile de massage car certaines sont irritantes. Pour la voie orale, n'étant pas solubles dans l'eau, elles peuvent être absorbées mélangées à du miel, de la mie de pain ou une huile végétale (bio de préférence). En pharmacie, on peut les trouver en gélules ou en capsules ; également en suppositoires ou en ovules mais avec une prescription médicale. Personnellement, je les ai connues sous forme de granules que je commandais dans un laboratoire pharmaceutique qui a depuis arrêté son activité. Pour la voie olfactive, il existe différentes sortes de diffuseurs adaptés à l'usage que nous leur réservons : simple assainissement de l'air ambiant ou effets thérapeutiques.

Les huiles essentielles sont très nombreuses et leurs effets également. Elles peuvent présenter des propriétés antiseptiques, antibactériennes, antivirales, fongicides, analgésiques, anti-inflammatoires. Mais on ne recommandera jamais assez, surtout pour un usage interne, de se référer à un thérapeute expérimenté. L'automédication peut être dangereuse de par un mauvais dosage, une mauvaise indication ou un mélange inapproprié. Elles sont déconseillées pour les enfants ou les femmes enceintes.

Certaines Huiles Essentielles peuvent cependant être un premier secours devant les petits maux de notre vie. J'en énumérerai quelques-unes :

- La Lavande : sorte de remède d'urgence pour les piqûres de guêpe, de scorpion, de méduse ; pour les brûlures ; dégage les bronches ; assainit l'air ; agit sur le stress et l'anxiété ; facilite le sommeil.

- Le Ravintsara: accroît les défenses immunitaires ; prévention ou début de grippe, rhume.

- Le Tea Tree : antibactérienne, antivirale.

- La Menthe poivrée : pour la digestion, le mal de tête.

- La Gaulthérie : anti-inflammatoire.

À l'heure actuelle, quelques scientifiques et médecins pensent qu'il s'agit d'une médecine d'avenir au moment où les antibiotiques deviennent de plus en plus inefficaces. C'est le cas du Docteur Jean-Pierre Willem*, médecin, chirurgien, ethnologue, créateur en 1986 de la Faculté Libre de Médecine Naturelle et d'Ethnomédecine et fondateur de l'association Médecins aux Pieds nus. Radié de l'Ordre des Médecins en 1987, il continue à œuvrer au travers de nombreuses associations humanitaires.

* Auteur du livre *Huiles Essentielles, Médecine d'Avenir* (Éditions Dauphin).

Auriculothérapie

Cette pratique, appelée également Acupuncture d'Oreille, fut mise au point en 1951 par le médecin lyonnais Paul Nogier (1908-1996) qui avait été interpellé par le témoignage d'un patient. Cet homme avait été soulagé d'une sciatique par Madame Barrin, une vieille guérisseuse qui avait des résultats extraordinaires sur les sciatiques en chauffant un point précis de l'oreille. Paul Nogier en conclut que s'il y avait une relation entre un point de l'oreille et le nerf sciatique, il devait y avoir dans celle-ci d'autres corrélations.

Ses recherches lui permirent de découvrir dans le pavillon de l'oreille la représentation totale du corps humain, sous la forme d'un fœtus, la tête en bas. Ainsi chacun de nos organes est représenté par un point précis sur l'oreille et l'activation de ce point a des répercussions sur l'organe concerné.

Cette activation se fait à l'aide d'une aiguille comme celles utilisées en acupuncture, ou par des aimants, ceux-ci pouvant être conservés plusieurs jours. Les résultats obtenus sur les douleurs sont intéressants. Actuellement, cette technique est enseignée en France, dans un certain nombre de facultés de médecine.

Bernard Woestelandt dans son livre de *l'Homme Cancer à l'Homme Dieu* explique que cette pratique était depuis longtemps utilisée de façon empirique puisque *le dicton populaire disait que le port de boucles d'oreilles améliorait la vue ; les anciens films de pirates nous montrent toujours la vigie ayant une oreille percée, un centre de la vision se trouve en effet sur le lobe.*

cartographie élaborée par le docteur Nogier en 1951

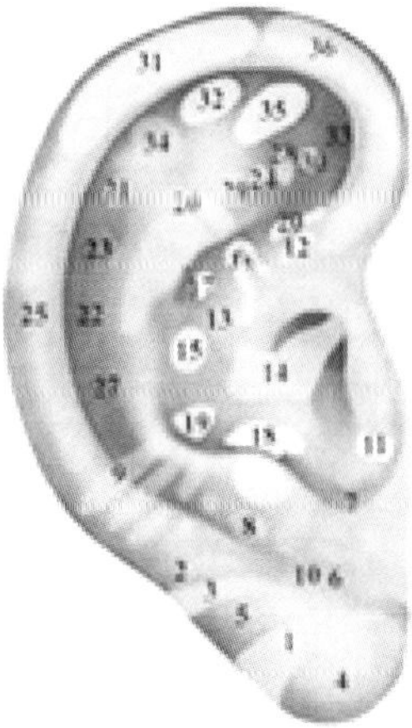

- 1. Yeux
- 4. Fonctions cérébrales
- 9. Epaule
- 14. Estomac
- 15. Foie
- 16. Intestin grêle
- 17. Pancréas
- 18. Poumon
- 22. Coude
- 26. Côtes, thorax
- 33. Région génitale
- 34. Doigts
- 35. Pieds

Bains dérivatifs

Il s'agit d'une très ancienne méthode, oubliée durant longtemps en Occident, avant d'être à nouveau recommandée par un naturopathe allemand Louis Kuhne (1835-1901) sous le nom de *Bains de Siège à Friction.* De l'eau froide, entre 10° et 15° aspergée sur les organes génitaux contribue au bon fonctionnement des autres organes. Il expliqua sa théorie dans un livre intitulé *La Nouvelle Science de Guérir,* traduit en de très nombreuses langues mais aujourd'hui épuisé.

En 1943, ce livre fut traduit par Henri-Charles Geoffroy qui le fit connaître dans le Journal *La Vie Claire,* journal qu'il avait créé dans le but de promouvoir une alimentation saine. Le succès reçu par cette publication l'amena deux ans plus tard à ouvrir un magasin de produits biologiques à l'enseigne du même nom : *La Vie Claire,* premier de la grande chaîne de diffusion que nous connaissons aujourd'hui. C'est Henri-Charles Geoffroy qui donna à la méthode le nom de *Bains Dérivatifs.*

Pour Louis Kuhne, l'origine de toutes nos maladies se trouverait dans la chaleur trop importante de notre ventre qui fait migrer les graisses dans tout notre corps et surtout vers ses extrémités. La solution serait d'abaisser la température du ventre afin de faire revenir ces graisses qu'il nomme *surcharges* vers l'intestin. D'où l'utilisation des Bains Dérivatifs associés à la marche.

France Guillain expliqua dans l'un de ses ouvrages avoir expérimenté cette méthode sur elle-même - après sa rencontre avec Henri-Charles Geoffroy-alors que de l'arthrose handicapait ses mains et que les médecins lui avaient dit ne pas connaître de remèdes efficaces. Ravie des résultats obtenus, navigatrice ayant parcouru les océans avec ses enfants durant plus de vingt ans, elle utilisa cette pratique pour les soigner quand nécessaire, ce qui lui permit d'éviter le plus possible le recours aux remèdes chimiques. Elle apporta une connaissance de cette méthode dans son premier livre sur le sujet *Les Bains Dérivatifs* paru en 1984 aux éditions Jouvence. Titulaire d'un diplôme de diététicienne, sa formation scientifique l'amena à plus de prudence que Louis Kuhne qui pensait que cette pratique pouvait guérir n'importe quelle maladie et lui permit une meilleure compréhension de son fonctionnement. Elle signala aussi qu'elle est connue de manière traditionnelle en *Papouasie-Nouvelle Guinée, en Afrique, en Chine, en Océanie.*

Ce livre fut réédité et complété de nombreuses fois. Voici la définition des bains dérivatifs relevée dans l'édition de 2009, parue aux Éditions du Rocher : *Le Bain Dérivatif est tout simplement une technique naturelle pour retrouver une bonne fraîcheur en une région du corps qui se trouve toujours au frais de manière naturelle chez tous les mammifères et assurer la circulation et l'expulsion de nos graisses, bonnes lorsqu'elles sont fluides, mauvaises si elles sont épaisses.* La qualité des graisses est liée à l'alimentation.

France Guillain trouva limitative l'affirmation de Louis Kuhne, rendant la circulation des graisses dans notre organisme responsable de tous nos maux. À partir de diverses observations, elle proposa une autre explication : notre façon de nous habiller (pantalons et collants) et nos habitudes de vie, de plus en plus sédentaires (travail debout ou assis) apportent une chaleur excessive dans le bas ventre. Après avoir remarqué que les mammifères et tout spécialement nos chats et chiens n'arrêtent pas de se lécher le sexe et donc de le rafraîchir, elle note que de nombreux peuples indigènes avant l'arrivée de ce que l'on a appelé la « Civilisation », vivaient nus, les organes génitaux libres et non compressés ; que de nombreux autres portent des vêtements souples : djellaba, jupe longue ou kilt, parfois sans culotte. L'idéal pour un bon fonctionnement de notre organisme, serait donc de marcher les fesses à l'air !

Comme c'est impossible en notre société et sous nos climats, la solution est le Bain Dérivatif qui en abaissant la température de notre périnée, c'est à dire de la zone qui va de l'anus aux organes génitaux, apporte un meilleur fonctionnement du ventre.

En ce qui concerne la circulation des graisses, France Guillain, ainsi que le milieu médical, considère que cette circulation se fait par l'intermédiaire des fascias (cf page 137), c'est-à-dire de ces très fines membranes qui entourent chaque organe, chaque muscle, chaque os. Elles sont capables de réagir au stress, d'agir sur le bon fonctionnement de notre corps. Ce sont les fascias de l'aine qui drainent les toxines et les déchets vers la partie de l'intestin nommée rectum. Et pour cela il est nécessaire d'abaisser la température de cette région de notre corps.

Au départ la méthode de France Guillain était assez semblable à celle de Louis Kuhne : asperger les organes génitaux avec de l'eau froide. France Guillain l'a maintenant améliorée, rendue plus pratique par l'utilisation de poches de gel spécialement conçues à cet effet.

Mon but n'est pas d'expliquer plus en détail le fonctionnement et la pratique de cette méthode, toutes les personnes intéressées pouvant se référer aux livres de France Guillain et je terminerai en citant une de ses phrases :

« Le Bain Dérivatif n'est pas une médecine, ni douce, ni exotique, il ne dispense en aucune manière de la surveillance médicale. C'est une hygiène de vie comme le brossage des dents ! »

Chromatothérapie

Nombreux sont les chercheurs qui se sont penchés sur les bienfaits des couleurs sur l'organisme humain et son environnement. Les plus connus en France sont le Docteur Christian Agrapart et Jean-Michel Weiss. L'intérêt pour les couleurs ne date pas d'hier puisque l'on sait que les Égyptiens conseillaient déjà d'exposer au soleil leur eau de boisson contenue dans des bouteilles en verre de couleur. On trouve également cet intérêt dans toutes les médecines traditionnelles : chinoise, indienne ou amérindienne.

Les couleurs auraient même une influence sur nos états d'âmes et il en est fait référence dans nombre de nos expressions populaires : nous pouvons voir la vie en rose, être d'une humeur noire ou être vert de rage. Depuis quelques années, certains d'entre nous vérifient avec angoisse que leurs comptes bancaires n'aient pas viré au rouge !

Ce n'est qu'au XVIIème siècle, avec les travaux d'Isaac Newton, que l'on découvrira que ces belles couleurs sont issues de la décomposition de la lumière blanche. Celle-ci projetée,, sur un prisme de verre, se sépare en un spectre de sept rayons colorés. Ce spectre lui-même renvoyé sur un autre prisme se recompose en lumière blanche. Ces couleurs sont respectivement : Rouge, Orange, Jaune, Vert, Bleu, Indigo, Violet : ce sont les sept couleurs bien connues de l'arc-en-ciel.

À l'époque actuelle, nous utilisons plus facilement le terme d'onde lumineuse plutôt que rayon lumineux puisque nous savons que ce rayon est de nature électromagnétique et caractérisé par une longueur d'onde qui lui est propre. Nous savons également que la lumière blanche présente un spectre beaucoup plus large que celui de la lumière captée par nos yeux, traduite en couleurs par notre cerveau. Nous ne voyons pas les Infra-Rouges ni les Ultra-Violets.

Le Docteur Christian Agrapart, médecin français, neuropsychiatre et acupuncteur, s'étonna de constater des différences et souvent même des contradictions dans les enseignements des différentes Écoles d'Acupuncture occidentales. Pensant trouver un consensus auprès des Maîtres chinois, il fut déçu, lors d'un voyage en Chine, de retrouver chez ceux-ci les mêmes contradictions. De retour en France, il se pencha alors sur les textes anciens et remarqua que toutes les médecines traditionnelles tiennent compte des mêmes notions dont on ne parle jamais en médecine conventionnelle actuelle : Chaud Froid, Humidité-Sécheresse et Vent.

Ces notions étaient déjà pleinement adoptées par Avicenne, médecin arabe du XIème siècle qui, selon Christian Agrapart, *définissait chaque médicament en fonction de son effet froid, chaleur, humidité, sécheresse et vent. D'après lui, la guérison s'obtient par un appel de l'énergie opposée. Si une maladie est due à un excès de chaleur, il faut apporter du froid ; quand la cause est du froid, il faut de la chaleur ; quand c'est de l'humidité, il faut de la sécheresse ; et quand c'est de la sécheresse, il faut de l'humidité.*

Le Docteur Agrapart remarqua également que les énergies décrites en médecine chinoise, mais aussi par toutes les médecines anciennes, pouvaient être stimulées par certaines parties de la lumière blanche. De nombreuses expériences avec l'utilisation de lumières de longueurs d'ondes différentes sur divers symptômes, l'amenèrent à l'établissement de protocoles bien définis et lui permirent d'établir une thérapie qu'il nomma Chromatothérapie, ce terme étant uniquement réservé à sa méthode.

Les couleurs Rouge-Orange-Jaune sont classées en couleurs chaudes et les Vert-Bleu-Violet, en couleurs froides. Pour Agrapart, c*hacune des couleurs employées* (en chromatothérapie) *correspondra à une action spécifique sur les êtres vivants en fonction des quatre énergies.*

Personnellement, j'ai pu apprécier l'efficacité de cette méthode : à une époque, j'eus de fréquents abcès dentaires et une application de couleur par mon médecin faisait disparaître la douleur presque instantanément et l'enflure en très peu de temps.

La Chromatothérapie qui est un terme réservé à la méthode mise au point par Christian Agrapart s'utilise de trois façons différentes :

- Chromatothérapie directe qui agit localement par application de la couleur appropriée sur la zone à traiter.
- Chromatothérapie oculaire où la couleur est projetée dans l'œil pour traiter des troubles psychiques.
-Chromatothérapie sur les points d'acupuncture.

Il est évident que cette méthode ne peut être utilisée sans une formation sérieuse. C'est une méthode simple, mais nécessitant des connaissances médicales approfondies surtout en ce qui concerne les deux derniers procédés. Elle peut même être dangereuse si l'on n'applique pas la bonne couleur car la longueur d'onde très correspondant à une pathologie est très précise.

C'est une approche bien différente des couleurs qui amena Jean-Michel Weiss à s'intéresser à leur influence sur la santé. Ingénieur de formation, Jean-Michel Weiss mit au point un appareil de décomposition de la lumière blanche dont il déposa le brevet sous le nom de *générateur à permutation rapide des couleurs.* Il utilisa cet appareil en décoration pour obtenir de plus grandes variétés de couleurs pour l'élaboration de papiers peints, de tissus et de peintures.

En 1975, la municipalité de Chanteloup-les-Vignes dans les Yvelines remarqua un taux anormal de personnes malades ou dépressives dans l'un des ensembles HLM de cette ville. Ses responsables pensèrent que cette situation pourrait s'améliorer en rendant les lieux plus attrayants et que l'apport de couleurs pourrait y contribuer. Ils contactèrent Jean-Michel Weiss qui put leur proposer environ deux cents couleurs différentes.

Cet apport de couleurs sur les murs de cette cité HLM ayant eu des résultats positifs, la réputation de Jean-Michel Weiss arriva dans certains milieux hospitaliers. Ce fut d'abord le Professeur Bourdarias de l'Hôpital parisien Ambroise Paré qui lui demanda d'expérimenter l'influence des trois couleurs principales (Rouge, Vert, Bleu) sur le rythme cardiaque des malades de son service de Cardiologie. Les observations indiquèrent que le rythme cardiaque est stimulé par la couleur Rouge ; qu'il est stabilisé par le Vert et apaisé par le bleu.

Puis avec la Docteure Anne Rivière, auriculo médecin, il observa que l'application de couleur avait une influence sur le pouls des malades. Enfin, avec le Professeur Pinel, il étudia l'influence des couleurs sur la formule sanguine. Toutes ces expériences l'amenèrent à la mise au point de sa méthode appelée **Colorthérapie.** Elle est basée sur l'application de 12 ondes lumineuses. (Rouge, Orange, Jaune, Citron, Vert, Turquoise, Cyan, Azur, Bleu, Violet, Magenta, Écarlate).

De nombreuses méthodes ont été mises au point pour pallier l'absence de soleil dans certains pays ou certaines régions. Sous des noms différents, elles consistent en une exposition journalière de durée plus ou moins longue à une lumière blanche proche de celle du soleil. Celles-ci n'ont pas de vocations thérapeutiques bien qu'elles puissent aider lors de certains états dépressifs.

Quelle que soit la méthode utilisée, la couleur apporte une onde vibratoire à l'organisme et celui-ci réagit.

Élixirs floraux du Docteur Bach

Également appelés Fleurs du Docteur Bach ou Quintessences du Docteur Bach, ces élixirs ont été élaborés par le médecin anglais Édouard Bach (1886-1936). Très jeune, celui-ci ressentit un réel attrait pour la Nature ainsi que le désir de devenir médecin. C'est donc tout naturellement qu'il se dirigea dans cette voie et obtint en 1914 un diplôme de Public Health qui correspond à notre Doctorat en Médecine.

Pendant quelques années, il exerça dans les hôpitaux londoniens et remarqua rapidement le peu de résultats obtenus par les traitements appliqués aux malades. Dans le même temps, il observa les réactions des malades, ce qui l'amena à la conclusion suivante : *la personnalité d'un individu importe davantage, dans le traitement de la maladie, que son corps physique.* Ses travaux de recherche portèrent sur l'immunologie, l'homéopathie et en particulier, sur la bactériologie de la flore intestinale. En 1917, à la suite d'une hémorragie, il lui fut diagnostiqué un cancer et les médecins lui prédirent seulement trois mois à vivre. À cette annonce, il se plongea avec encore plus de passion dans ses recherches... et il s'aperçut au bout des trois mois que non seulement il était encore en pleine forme mais qu'il était guéri. Cet évènement l'amena à une nouvelle constatation : *avoir un but bien défini dans la vie peut apporter la guérison.*

Peu à peu, ses observations l'amenèrent à penser qu'avant d'apporter un traitement, il faut d'abord rechercher la cause de la maladie. Pour lui, cette cause se trouve dans les états d'âme de la personne. Les remèdes apportent un soulagement plus ou moins durable mais la maladie réapparaîtra si la cause n'a pas été résolue. C'est un grand précurseur qui a une approche globale de l'individu. Il pense déjà que les émotions négatives peuvent faire baisser l'immunité. Pour mettre ses idées en pratique, il ouvrit un cabinet d'homéopathie en plein centre de Londres et connut rapidement un grand succès.

Cependant, malgré cette réussite, Édouard Bach n'était pas encore satisfait et il eut l'intuition que la Nature lui apporterait les secrets de la guérison. À l'âge de 43 ans, en 1929, il ferma son cabinet et partit vivre à la campagne. Là, ses connaissances en botanique et sa grande sensibilité lui permirent de sélectionner 38 plantes, fleurs ou bourgeons floraux qui correspondent aux émotions. Il lui suffisait de poser sur sa langue un pétale de fleur pour ressentir l'action de celle-ci sur son corps et même en son âme et son esprit. Pour Édouard Bach, chaque fleur possède une vibration particulière correspondant à celle d'une émotion des êtres humains*. Ainsi, si nous connaissons un moment de peur, certains élixirs pourront rétablir notre équilibre en apportant du courage. Si nous manquons de confiance en soi, d'autres pourront nous aider à trouver ou à retrouver l'estime de nous-mêmes.

Il existe un 39ème remède appelé Rescue ou Remède d'Urgence. Composé de 5 fleurs, il est à donner dans les cas d'urgence, comme son nom l'indique, à la suite d'un choc, qu'il soit physique ou émotionnel : par

*Ces élixirs agissent sur le vivant tels les animaux et végétaux.

exemple avant de passer un examen, etc... Il serait bon d'en avoir toujours un petit flacon avec soi.

Voyons la préparation des Élixirs. Il y a deux méthodes : s'il s'agit de fleurs, la récolte doit se faire en fin de printemps ou début d'été, tôt le matin, par un ciel sans nuage ; elles doivent être cueillies à l'aide d'une feuille végétale, jamais à la main. Elles sont ensuite mises dans un bol d'eau de source en plein soleil afin que l'eau s'imprègne du principe de la fleur. Après filtration, cette eau est mélangée à de l'alcool et versée dans les petits flacons que l'on trouve dans le commerce. C'est la Teinture Mère que nous avons rencontrée en Homéopathie.

La seconde méthode est utilisée pour les arbres ou les arbustes. Les bourgeons doivent être cueillis en début d'année avant que le soleil ne soit très fort, ramassés de la même façon que précédemment, puis mis à bouillir dans de l'eau. Après refroidissement, le procédé est le même.

Aucune des plantes sélectionnées par Édouard Bach n'est toxique. Elles doivent provenir d'endroits sauvages, c'est-à-dire ne doivent pas être cultivées. Actuellement, plusieurs laboratoires fabriquent des Élixirs de Bach, ce qui ne peut nullement garantir qu'elles soient porteuses de hautes vibrations car certains ne respectent pas la méthodologie du Docteur Bach.

Quant à leur utilisation, beaucoup de personnes se contentent d'acheter les petits flacons vendus en magasins de produits naturels voire dans certaines pharmacies. Elles prennent l'élixir pur, c'est-à-dire la

Teinture Mère et s'étonnent de ne ressentir aucun résultat. C'est oublié la recommandation du Docteur Bach : les élixirs doivent être dilués et dynamisés. Il s'agit d'un remède homéopathique, donc son action demande dilution dans de l'eau de source et dynamisation, c'est-à-dire être secoué de nombreuses fois afin d'avoir une efficacité optimale.

Ici aussi, l'automédication n'est pas recommandée. Pour un résultat efficace, il est préférable de s'adresser à un thérapeute qui, lors d'un entretien posera beaucoup de questions et sera ainsi à même de définir les élixirs appropriés à la personne. Certains thérapeutes préfèrent tester les Élixirs par la radiesthésie ou la kinésiologie. Personnellement, j'utilise un jeu de cartes représentant chaque élixir, cartes que le consultant va choisir « au hasard »... mais l'on sait que le hasard n'existe pas ; c'est son inconscient qui le guide. Le résultat est bluffant et totalement adapté à la personne.

En Suisse, en Angleterre, les médecins ont le droit de prescrire ces Élixirs ; en Italie, les pharmaciens préparent les mélanges comme nous le faisions lorsque je faisais mon stage en Pharmacie. Je ne crois pas qu'il y ait beaucoup de pharmaciens français qui le fassent à l'heure actuelle.

Pour résumer, nous retiendrons que nous avons avec les Élixirs floraux du Docteur Bach, une méthode pour **harmoniser l'âme et la personnalité**. Ils sont intéressants aussi pour les personnes qui entreprennent un développement personnel : ils apportent paix et sérénité. Ils peuvent également être utilisés en appui des traitements lorsque la maladie est établie.

Fasciathérapie

Cette thérapie vit le jour au début des années 1980, grâce au kinésithérapeute français Christian Carini*, qui forma les premiers thérapeutes en fasciathérapie. En quelque sorte, il sortit de l'oubli l'existence et l'importance des fascias, ces membranes élastiques riches en fibres constituées essentiellement de tissu conjonctif, de collagène et surtout d'élastine. Ces membranes entourent chacun de nos organes (muscles, viscères, système nerveux et vasculaire). Suivant leur emplacement, ces fascias portent des noms différents : aponévrose pour les muscles, péricarde pour le cœur, mésentère pour l'intestin, méninges pour le tissu nerveux

Jean-Jacques Hantraye, le thérapeute qui me suivit durant ma maladie, fut l'un de ses premiers élèves ainsi que Danis Bois qui écrivit également plusieurs livres sur le sujet.

On trouve le terme de fascia, dès 1799 dans l'ouvrage du Professeur Bichat (1771-1802) : *Traité des Membranes en général et de diverses Membranes en particulier.*

Durant de nombreuses années, il leur était seulement attribué un rôle de soutien et de protection des organes. Maintenant, il est admis qu'ils jouent un rôle essentiel pour le bon fonctionnement de notre organisme.

On sait qu'ils sont connectés les uns aux autres, qu'ils s'étendent de la tête aux pieds et transmettent des informations. Cela permet de comprendre que le dérèglement d'un organe peut avoir une incidence sur un autre, aussi éloigné soit-il. De plus, étant également connectés au système nerveux, les fascias peuvent transmettre nos émotions et entraîner des dérèglements physiques, physiologiques et psychiques.

Le fascia-thérapeute va agir par des massages doux mais fermes à la fois. Cette thérapie nécessite de grandes connaissances anatomiques, physiologiques mais également une grande intuition. Elle permet de détecter un dérèglement et de rétablir l'équilibre. C'est une méthode complémentaire des autres traitements, très intéressante par le fait qu'elle traite le malade de façon holistique.

* Livre : *Les Mains du Cœur,* paru en 1995 aux Éditions Robert Laffont.

Homéopathie

Pour comprendre cette discipline, il est nécessaire de remonter jusqu'à l'Antiquité où le célèbre médecin grec Hippocrate (460-377 avant Jésus-Christ) établit les fondements de la Médecine. Hippocrate choisissait les traitements en se basant sur deux lois : *la Loi des Contraires** et *la Loi des Semblables***. Pendant des siècles, seule la Loi des Contraires fut utilisée. Il faudra attendre le célèbre médecin Paracelse (1493-1541) pour que la Loi des Semblables sorte des oubliettes. Ce dernier affirmait que son application était la seule façon de guérir les malades et ses résultats le prouvaient. Il fit tout son possible pour convaincre ses pairs qui restèrent, pour la plupart, incapables d'admettre le bien fondé de ses recherches. À sa mort, cette fameuse *Loi des Semblables* retomba à nouveau dans l'oubli. Il faudra attendre 1790, pour que Samuel Hahnemann, médecin allemand, désespéré des mauvais résultats apportés par la Médecine qui lui avait été enseignée à l'Université, se penche sur cette Loi des Semblables.

Samuel Hahnemann, naquit en 1755 près de la ville de Leipzig dans une famille assez modeste. Ce fut un élève particulièrement brillant qui, très jeune, montra

* Contraria contrariis curantur : Les contraires se guérissent par les contraires.

** Simila similibus curantur : Les semblables se guérissent avec les semblables.

un intérêt pour l'Alchimie avant même d'entrer à l'Université de cette ville. Il y entreprit des études de Médecine et assura ses dépenses en donnant des cours de français et en traduisant des ouvrages médicaux de l'anglais vers l'allemand. Il parlait également l'italien, le grec et le latin. Il obtint son Doctorat en Médecine en 1779. Il s'installa en tant que médecin généraliste dans une petite ville où il épousa la fille de l'apothicaire, comme on appelait les pharmaciens en ce temps-là. Il fut très rapidement déçu par le peu de résultats positifs obtenus sur ses malades, pensa abandonner la médecine et chercha même une autre orientation. Sa femme le convainquit de poursuivre encore quelque temps dans cette voie qu'il avait choisie depuis l'enfance, mais il ne put continuer longtemps. Son impuissance le rendait littéralement fou : du jour au lendemain, il refusa de recevoir les malades et ferma son cabinet.

Pour assumer les besoins de sa famille, il se consacra uniquement à ses traductions. C'est alors qu'un de ses fils tomba très gravement malade. Incapable de le soigner, les remèdes connus étant totalement inefficaces, il fit alors ce que font souvent des parents désespérés : il se tourna vers Dieu ! Il dut être inspiré car il trouva le moyen de le soigner. À partir de ce moment, Samuel Hahnemann eut l'intime conviction qu'il lui fallait reprendre des recherches médicales et qu'il allait *apporter au monde un autre moyen de guérir.* C'est dans le livre de Pierre Chély* que j'ai trouvé mention de cet épisode de sa vie. Cet auteur note également que les

* Soignez-vous facilement par l'Homéopathie. Éditions Delachaux et Niestlé).

détracteurs de Samuel Hahnemann lui reprochèrent - pour discréditer ses travaux - de présenter l'Homéopathie comme une médecine révélée par le Divin.

En traduisant les ouvrages du médecin écossais Cullen, Hahnemann fut interpellé par les résultats rapportés par ce dernier concernant l'écorce de quinquina et décida d'expérimenter sur lui-même les effets de cette plante. Elle était présentée comme capable de faire baisser la fièvre des malades atteints de paludisme. Il observa sur lui les symptômes qu'elle était censée guérir, c'est-à-dire la fièvre. Des essais sur d'autres personnes saines apportèrent les mêmes résultats.

La conclusion fut que ce remède apportait la guérison à un sujet malade et la maladie à un sujet sain : *Pour guérir une maladie, il faut administrer un remède qui donnerait au malade – s'il était bien portant – la maladie dont il souffre.* Il avait retrouvé la **Loi des Semblables** ou **Loi de Similitude**.

Après de très nombreux essais sur le quinquina mais aussi sur beaucoup d'autres produits médicamenteux, il établit peu à peu les bases de l'Homéopathie. Il remarqua également que les résultats étaient beaucoup plus probants en administrant des quantités infinitésimales du remède, donc en diluant celui-ci dans de l'eau, c'est le **Principe de Dilution** et en secouant très vigoureusement le mélange, c'est le **Principe de Dynamisation**.

En 1790, il définit les bases de l'Homéopathie sur ces trois principes. Au vu des résultats obtenus, sa réputation grandit au grand dam de la plupart de ses confrères. Leur jalousie s'accrut encore à partir de 1830, lors de l'épidémie de choléra où il obtint de nombreuses guérisons. En 1832, il publia : *L'Organon* de l'Art de Guérir.* Son savoir et ses résultats attirèrent l'attention de personnages importants de son époque et il fut bientôt le médecin officiel de nombreuses Cours Royales européennes. En 1835, il s'expatria en France et s'installa à Paris. C'est en cette ville qu'il mourut en 1843 et ses cendres furent transférées au cimetière du Père Lachaise en 1898.

Le point de départ du remède homéopathique est une souche ou substance de base qui peut être d'origine animale (Apis Mellifica ou venin d'abeille par exemple), végétale (Arnica Montana ou arnica des montagnes), minérale (Cuprum Metallicum ou cuivre) ou chimique (Kalium Carbonatum ou carbonate de potassium).

En réalité, il existe deux méthodes de préparation : la première fut établie par Samuel Hahnemann, la seconde quelques années plus tard par Semion Korsakov, un médecin russe. Voyons d'abord la première. La substance de base est dissoute dans de l'alcool et porte le nom de teinture Mère (TM). C'est à partir d'elle que sont faites les dilutions. En premier, il faut préparer autant de flacons que de dilutions désirées.

Ainsi, pour obtenir une dilution 5 CH (C = centésimale, H = hahnemanienne) :

* Ce mot grec signifie instrument ou ensemble de traités.

. Dans le premier flacon, on mélangera 1 part de teinture mère avec 99 parts de solvant (en général de l'eau très pure). On secoue ce mélange de nombreuses fois et de façon énergique afin de réaliser la dynamisation. On a obtenu ainsi la première dilution.

. Puis l'on prend 1 part de cette dilution que l'on verse dans le second flacon et l'on ajoute 99 parts de solvant, c'est la dilution 2 CH. Et ainsi de suite jusqu'à la 5 CH et même plus si désiré.

Les dilutions hahnemaniennes les plus couramment utilisées sont :

5 CH, 7 CH, 9 CH, 15 CH et 30 CH.

La plus basse dilution ou 5 CH agira sur le corps physique, les trois suivantes sur le corps éthérique et la 30 CH sur le corps astral.

Dans les premiers temps de l'Homéopathie, toutes ces préparations étaient effectuées par le médecin lui-même. Maintenant ,nous les trouvons en pharmacie sous deux présentations : en granules ou en globules, celles-ci étant plus connues sous le nom de doses. Un granule est une petite boule de lactose qui a été imprégnée par la dilution correspondante, puis séchée : elles se prennent en général à raison de trois, plusieurs fois dans la journée. Les doses sont constituées d'un ensemble de boules plus petites que l'on prend en une seule fois.

La seconde méthode de préparation, celle du médecin russe Semion Korsakov (1788-1853) est moins connue du public. Ce médecin accompagnait l'armée du Tsar et désirait soigner le maximum de blessés possible, le plus rapidement possible. Il était adepte des travaux d'Hahnemann mais trouvant la méthode de dilution difficile à appliquer, il la simplifia en utilisant un seul flacon. La première dilution 1K étant réalisée, il vida ce flacon pensant qu'il reste sur les parois de celui-ci suffisamment de substances actives pour passer à la deuxième dilution 2 K et ainsi de suite, sans oublier lors de chaque dilution de secouer 100 fois pour la dynamiser sachant que l'on peut atteindre les 100000 K. Il officialisa sa méthode en 1829.

En France, les dilutions hahnemaniennes sont autorisées jusqu'à 30 CH. Les dilutions korsakoviennes ont été interdites jusqu'en 1965, autorisées à cette date puis à nouveau interdites. Actuellement, elles sont à nouveau autorisées mais évidemment non remboursées par la Sécurité Sociale. D'ailleurs, rares sont les médecins à les utiliser car leur action sur les corps subtils nécessite une surveillance particulière.

Voici l'expérience que je vécus lors de ma première prise de doses korsakoviennes. Le médecin qui me les avait conseillées, avait fait une prescription progressive, partant d'une relative basse dilution et augmentant chaque semaine. Il m'avait recommandé de prendre chaque dose le samedi soir au cas où j'aurais une réaction qui m'aurait empêchée d'aller travailler le lendemain. Lorsque j'arrivai à la première dilution korsakovienne, j'oubliai de la prendre le samedi et n'ayant eu jusqu'à présent aucune réaction désagréable, je la pris sans crainte le dimanche soir. Et là, quelle réaction ! Je ne pus me lever le lundi matin et fus dans l'impossibilité même d'ouvrir la librairie l'après-midi. Allongée dans mon lit, toutes mes sensations étaient comme exacerbées. À tel point que moi qui ne m'affole pas facilement, je demandai à ce médecin de passer me voir. Sa visite me rassura : je n'avais rien de grave. Cœur, poumons, tout était bon : il me fallait juste attendre que cela passe ! Je regrette de ne pas avoir noté tout ce que j'ai ressenti. Le seul souvenir qui m'a vraiment marquée est le suivant : ma chambre donnait sur le jardin et j'avais l'impression que les voitures qui circulaient dans la rue, roulaient à côté de mon lit alors qu'habituellement avec les doubles vitrages, je n'entendais pas leur bruit.

Cette expérience m'amène à parler d'une branche de cette médecine : l'Homéopathie Uniciste. Elle est pratiquée par peu de médecins en France car elle demande une grande connaissance des « signes » présentés par le patient, une écoute très particulière et la détermination d'un seul remède, celui qui correspond à son terrain. Ces médecins possèdent un énorme ouvrage de Matière Médicale résumé dans un livre nommé *Répertoire de la Matière Médicale de Kent* ou plus simplement *Répertoire de Kent*, du nom de son auteur, le médecin américain James Tyler Kent (1849-1916). Celui-ci, tout d'abord médecin allopathe, Professeur d'Anatomie à l'Université de Saint Louis, découvrit la médecine homéopathique grâce à sa femme qui, malade et soignée sans résultats depuis de nombreuses années, demanda à consulter un médecin homéopathe. Kent y consentit pour lui faire plaisir et observa la pratique de ce dernier avec beaucoup de suffisance. La guérison quasi-instantanée de son épouse l'amena à se pencher sur cette pratique, nouvelle pour lui mais dont il devint l'un des grands maîtres.

Nous avons vu qu'Hahnemann est arrivé en France en 1835, persuadé que l'homéopathie y serait mieux accueillie qu'en Allemagne où il était fatigué de devoir faire face à ses nombreux détracteurs. Hélas ! Ce que nous voyons en France actuellement, ne semble pas donner raison à son souhait. Alors que cette discipline avait été homologuée en 1965 au Codex Pharmaceutique, qu'elle commençait à être enseignée dans certaines Facultés de Médecine, que de plus en plus de personnes se soignent par l'Homéopathie, les gouvernements français et certains pontes de la Médecine font marche arrière. On voit des facultés fermer leur chaire d'Homéopathie, nos ministres de la Santé annoncer le déremboursement de ces remèdes par la Sécurité Sociale, alors que ce ne sont pas eux qui creusent son fameux trou et qu'ils sont extrêmement bon marché en comparaison de la plupart des traitements allopathiques.

Pourtant en 2019, un médecin sur trois prescrit des remèdes homéopathiques, 74% des malades sont satisfaits et 30 à 50% des malades atteints de cancers, en prennent pour atténuer les effets secondaires des traitements*(d'après un article de Directe Santé, août 2019). Alors pourquoi ? Parce que certaines « études » auraient prouvé que ces remèdes étaient inefficaces, au mieux qu'ils avaient un effet uniquement placébo, c'est-à-dire une réaction psychologique du malade à un produit ne présentant aucune matière active.

Or, l'Université de Californie a étudié l'effet d'un placébo, donc d'une substance **inerte**, sur 40 personnes qui venaient de subir une extraction dentaire et toutes présentèrent une nette diminution de la douleur, comme si elles avaient eu une injection de morphine. Après la prise d'un antidote de la morphine, la douleur réapparut. Ceci prouve que le placébo eut une action : il favorisa l'émission d'endorphines par le cerveau. Donc, au pire, si les remèdes homéopathiques n'étaient que des placébos, ils permettraient la sécrétion de principes actifs dans notre organisme. Cependant, il est évident qu'un placébo ne va pas réagir sur tout le monde de la même façon, comme d'ailleurs toutes substances médicamenteuses. L'homéopathie a un effet indéniable car ses résultats sur les enfants ou sur les animaux sont vérifiables et il n'est pas question sur eux de parler d'effet psychologique.

Pourquoi vouloir rejeter tout un pan de la Médecine sous le prétexte fallacieux que ses résultats ne peuvent être scientifiquement prouvés ? C'est rejeter une médecine exercée depuis plus de 200 ans par des médecins, basée sur des observations, des expériences, des expérimentations et qui a fait ses preuves. C'est opposer l'empirisme à la science alors que nous avons là deux démarches complémentaires. Il est évident que l'on ne peut comprendre les résultats de l'Homéopathie en se référant à la Physique classique. Mais cela devient possible si l'on se place du point de vue de la Physique quantique qui ne sépare pas la matière et les ondes. Et aussi au regard des travaux du Docteur Jacques Benveniste sur la mémoire de l'eau : celle-ci garderait l'empreinte des substances avec lesquelles elle a été mise en contact. Très controversé lui aussi, ses découvertes sont cependant validées par le Professeur Luc Montagnier (Prix Nobel de Médecine en 2008).

De même les travaux du Japonais Masaru Emoto (1943-2014)* montrent que les pensées ont une influence sur les molécules d'eau. Par la méthode de la Cristallisation Sensible**, les molécules d'eau recevant la pensée du mot amour ont une structure harmonieuse alors que recevant le mot peur, elles perdent leur homogénéité. **Les dilutions homéopathiques dans l'eau pure conservent la mémoire du principe de base, ce qui explique leur action.**

* Livre : Les messages Cachés de l'Eau. (Éd. Trédaniel)

** Méthode permettant de connaître les qualités d'une substance par l'observation de ses cristaux. Cf page 106.

Kinésiologie

La Kinésiologie est une technique qui utilise la tonicité musculaire pour reconnaître des sentiments, des ressentis ou du stress. Elle fut mise au point vers 1960 aux États-Unis par un chiropracteur américain, le Docteur Goodheart. Quelques années plus tard, Freddy Potschka, chiropracteur et praticien en Médecine Traditionnelle Chinoise, auteur d'un livre *Toute la Kinésiologie* paru aux Éditions Le Souffle d'Or, fut le premier à l'introduire en France. Il fut le fondateur de l'Institut Français de Kinésiologie Appliquée.

Pour ma part, je découvris cette technique pour la première fois en 1988 lors d'une rencontre avec l'architecte Jean-Paul Dillenseger, venu animer une conférence sur le thème de son livre *Habitation et Santé* (Éditions Dangles) dans le cadre de l'Association Liberté-Santé 36. Avant la conférence, je lui fis visiter Châteauroux, sa vieille ville et le jardin des Cordeliers. C'est dans celui-ci qu'il voulut me montrer comment reconnaître l'existence de nappes d'eau souterraines. Il exerça une pression sur l'un de mes bras et si celui-ci s'abaissa sans que je puisse résister, cela indiqua d'après lui la présence de l'eau. Mais il ne m'expliqua pas le fonctionnement de ce test et je n'eus pas l'occasion de le lui demander.

C'est seulement en 1992, que je rencontrai une kinésiologue Catherine Brosset et découvris le fonctionnement de cette pratique. Comme je l'ai dit précédemment, elle s'appuie sur la tonicité des muscles et peut fonctionner avec n'importe quel muscle mais le plus utilisé car le plus pratique est celui de l'épaule, le deltoïde. Voyons le déroulement de l'exercice :

Tout d'abord, il faut être deux : la personne testée et celui qui teste.

La personne sur laquelle se pratique le test doit se tenir bien droite, le bras droit décontracté, le long du corps et le gauche tendu devant elle, parallèle au sol, devant le praticien.

Celui-ci se place en face. Il pose sa main gauche sur l'épaule droite de la personne afin de la stabiliser. Puis il lui explique qu'il va exercer une pression sur le bras tendu et qu'elle doit résister au maximum. Ce qu'il fait très fermement au niveau du poignet. En général, le bras peut bouger légèrement mais ne s'abaisse pas.

Ensuite, le praticien demande à la personne de penser à une chose désagréable et cette fois-ci elle est incapable de résister, bien que la pression n'ait pas été plus forte que dans le premier cas.

Il est possible de recommencer en demandant à la personne de penser à une chose agréable. On constatera que le bras résiste.

Ce petit test simple est la base même de la Kinésiologie. Il peut être utilisé dans de nombreux cas : savoir par exemple si un aliment ou un médicament nous convient ; changer notre façon de voir une situation en remplaçant la pensée négative par une pensée positive, etc...

Lors de ma rencontre avec Catherine Brosset, afin de *tester son test,* je lui demandai s'il était possible de rechercher l'origine de mes difficultés financières. Sa réponse après quelques tests fut que celles-ci étaient en lien avec un grand-père de la 5ème génération paternelle ! J'ai aussitôt pensé que je n'étais guère avancée... Or, lorsque nous devons connaître une information importante pour notre évolution, j'ai remarqué qu'elle nous arrive toujours et sans forcément la chercher. Quelques temps plus tard, ma tante – à qui je n'avais nullement parlé de cette expérience kinésiologique - m'adressa l'arbre généalogique de ma famille paternelle. Et cet arbre remontait au grand-père de la 5ème génération ! Cerise sur le gâteau : le cousin qui avait établi cet arbre avait également fait des recherches sur ce grand-père et il en racontait l'histoire. Et cette histoire m'éclaira car elle correspondait à ce que m'avait indiqué la kinésiologue !

Mais revenons à la kinésiologie pour terminer sur sa définition telle que donnée par la Fédération Française de Kinésiologie, car ce test de base n'est pas le seul à être utilisé :

La Kinésiologie est une pratique professionnelle destinée à favoriser un état d'équilibre et de bien-être physique, mental et social. Elle regroupe un ensemble de techniques de gestion du stress et des émotions.

Massage métamorphique

Cette pratique fut établie vers 1960 par un naturopathe et réflexologue* anglais Robert Saint John (1914-1996). En Angleterre, elle est reconnue d'utilité publique.

La vie d'un être humain ne commence pas au jour de sa naissance mais dès sa conception et durant les neuf mois de sa gestation dans l'utérus de la mère. À l'heure actuelle, nous savons que l'enfant, dans cette période, va être influencé par le vécu de la mère, ses pensées, ses émotions ainsi que par de nombreux phénomènes environnementaux. Combien je regrette de n'avoir pas eu cette conscience lors de l'attente de mes trois enfants car je me suis rendu compte au fil des années que ceux-ci avaient gardé la mémoire de certains évènements de ma vie. Je peux en donner ici deux exemples.

Le premier concerne mon fils aîné. Ma belle-fille me signala un jour qu'il aimait énormément les tomates farcies or, durant ma grossesse, j'eus très souvent des envies de tomates farcies. Il m'était même arrivé, sortant du restaurant universitaire où je prenais mes déjeuners, de rentrer dans un restaurant et de commander un plat de tomates farcies !

Le deuxième exemple, lui, fut beaucoup moins drôle. Vers l'âge de cinq ans, mon troisième enfant était très difficile à nourrir, il refusait souvent ce qui se trouvait dans son assiette et cela générait des conflits avec son père, de plus en plus difficiles à vivre. À la pédiatre qui l'interrogeait, il expliqua qu'étant un lapin, il désirait manger uniquement des carottes. Ce n'est que quelques années plus tard que je rapprochai sa réponse de celle que m'avait faite ma mère à l'annonce de cette troisième grossesse : *Ma pauvre fille, tu es une vraie lapine* ! J'avais été particulièrement choquée. Personne, bien entendu, n'avait évoqué ce fait devant mon fils après sa naissance.

Non seulement l'enfant enregistre tout ce qui se passe durant la gestation mais il a également la mémoire de ses vies passées. À l'heure actuelle, elles sont de plus en plus prises en compte, bien que la théorie de la réincarnation ou de vies successives ne soit pas encore acceptée comme réelle par tous les habitants de notre planète.

Robert Saint John constata que c'est la colonne vertébrale du fœtus qui, essentiellement, enregistre tous les mouvements de la mère ainsi que les répercussions émotionnelles des évènements de sa vie. Il identifia des correspondances précises entre 7 points réflexes de la colonne vertébrale et des moments particuliers du développement du fœtus. Il fit également une relation entre ceux-ci et des zones de nos pieds (ainsi que des mains et de la tête), c'est-à-dire entre les zones réflexes décrites en Réflexologie (cf p. 159) et depuis bien plus longtemps, en Médecine Traditionnelle Chinoise (cf p. 155).

Le Massage Métamorphique consiste plutôt en un doux effleurage des zones réflexes, tant sur le plan physique que sur les corps subtils (cf page171), qui permet une meilleure circulation de l'énergie dans le corps. Outre les pieds, le thérapeute peut intervenir sur les mains et la tête apportant un mieux-être instantané dû au relâchement des tensions. Il travaille également sur les blocages conscients telles les phobies ; ou inconscients enregistrés lors de la grossesse ou des vies antérieures. C'est une pratique holistique, une technique de développement personnel.

Cette pratique fut d'abord appelée Prénatothérapie puisqu'elle se penche sur la période de gestation, puis Métamorphose car elle apporte libération, guérison, avant de prendre la dénomination actuelle de Massage Métamorphique.

Médecine Traditionnelle Chinoise

La Médecine Traditionnelle Chinoise (MTC) est sans doute la plus ancienne médecine connue au monde, puisqu'il existe des écrits la concernant datant du Vème siècle avant J.C., bien que sa transmission ait été également orale. Elle est reconnue par l'OMS (Organisation Mondiale de la Santé).

Il s'agit d'une médecine holistique, ce qui indique qu'elle s'intéresse au corps sans le dissocier de l'esprit, autrement dit, de l'énergie vitale. Nous avons déjà vu que cette énergie vitale, appelée Qi en Chine, circule au travers des méridiens d'acupuncture pour vitaliser nos organes et nos tissus. Elle porte le nom de Prâna dans la Médecine Ayurvédique pratiquée en Inde. Elle comprend plusieurs disciplines :

- Une pharmacopée très importante avec près de 1000 remèdes issus des différents règnes : animal, végétal, minéral dont les modes de récolte et de fabrication sont régis par des normes très précises. Leurs résultats sont reconnus de manière empirique par des siècles d'utilisation.
- L'acupuncture déjà citée précédemment.
- La diététique, c'est-à-dire l'alimentation.
- Des exercices de gymnastique énergétique : Qi Qong et Taï Chi Chuan, entre autres, basés sur la respiration.

En cas de maladie, le-la praticien-ne de Médecine Traditionnelle Chinoise va chercher à rétablir l'équilibre car c'est un déséquilibre qui a engendré la maladie. Pour établir un diagnostic, la MTC se réfère à la notion de Yin et de Yang dont nous avons déjà parlé au sujet de l'acupuncture mais elle a également de nombreux autres points d'observation. Au cours des siècles, les Anciens ont établi de nombreuses corrélations. Le schéma ci-joint - mieux que de grandes explications - montre l'alternance du Yin et du Yang au fil des heures, telle l'alternance du jour et de la nuit. La circulation de l'énergie au niveau de nos organes se fait dans un ordre bien précis.

Les Anciens ont observé également des correspondances avec les saisons mais aussi avec les cinq éléments : Eau, Métal, Terre, Bois et Feu, ainsi qu'avec nos cinq sens :

- Le gros intestin et les poumons sont en relation avec l'élément Métal et l'odorat.

- Les reins et la vessie en relation avec l'Eau et l'ouïe.

- Le foie et la vésicule en relation avec le Bois et la vue.

- Le cœur et l'intestin grêle en relation avec le Feu et le toucher.

- L'estomac, la rate et le pancréas avec la Terre et le goût.

Horloge biologique selon la médecine chinoise

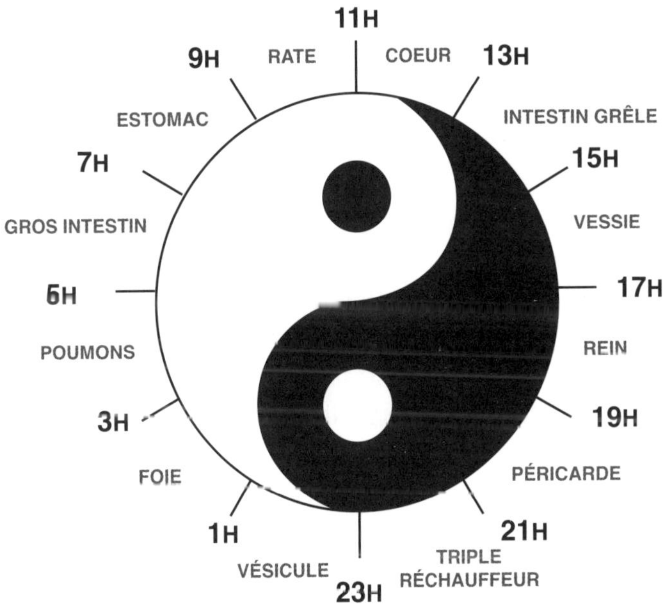

La MTC n'oublie pas non plus que nos organes réagissent à diverses autres stimulations : couleurs, sons, saveurs, odeurs.

La MTC ne dissociera jamais le corps de l'esprit, sachant que le déséquilibre peut être physique ou psychologique. Elle sait également que l'être humain est totalement relié à son environnement, ainsi qu'au Cosmos. Notre médecine en Occident en a été longtemps éloignée par le fait qu'elle ne tient pas compte de l'énergie vitale pourtant primordiale. Heureusement depuis quelques années, certains médecins s'ouvrent à ces notions d'énergie et comprennent que la guérison ne peut être durable lorsque le corps est dissocié de l'esprit.

La pratique si complexe de la MTC nécessite de nombreuses années d'études et l'on comprendra aisément que l'on ne peut s'intituler thérapeute en Médecine Traditionnelle Chinoise à la suite de seulement quelques stages, mais après des séjours plus ou moins longs, la plupart du temps en Chine elle-même.

Réflexologie Plantaire

Cette pratique existe depuis la nuit des temps. On en trouve trace en Chine où elle fait partie intégrante de la Médecine Traditionnelle, en Inde, en Égypte, en Afrique. Pour l'Occident, c'est un médecin américain, le Docteur William Fitzgerald (1872-1942) qui s'inspirant des Chinois, commence à mettre cette technique en pratique. Pour lui, le corps humain peut être divisé en 10 parties ou zones, 5 à droite et 5 à gauche, chacune étant reliée à un doigt ou à un orteil.

Cependant le titre de Mère de la Réflexologie revient davantage à Eunice Ingham (1880-1974), également américaine, infirmière et physiothérapeute. Cette dernière consacra toute sa vie à cette discipline. Elle publia ce que l'on peut considérer comme le premier traité de réflexologie qui présente une cartographie très précise des zones réflexes de la voûte plantaire. Elle donna, dans le monde entier, de nombreuses conférences et séminaires de formation car elle pensait que cette discipline ne devait pas être réservée au seul corps médical, mais pouvait être pratiquée par tous.

Au niveau de cette voûte, chacun de nos organes possède sa représentation, de même que dans la paume des mains. Il existe des points-réflexes, tant sur que sous le pied et le massage de ces points par le toucher va activer à distance l'organe correspondant. Le thérapeute peut ainsi soulager les douleurs et rétablir l'équilibre de l'énergie vitale, le Qi des chinois.

Sur la fin de sa vie, Eunice Ingham fut aidée par son neveu Dwight Byers qui créa l'Institut International de Réflexologie. Actuellement, il existe plusieurs courants de Réflexologie et je ne veux pas oublier celui de Jean-Paul Barbier (1943-2009), la Réflexologie Vectorielle qui associe la Réflexologie Plantaire à une technique de massage africain. Je ne peux le passer sous silence, car il créa une structure de formation : l'École ÉRVÉ, et la première vit le jour à Ambrault, un petit village de l'Indre. Il existe actuellement des Écoles ÉRVÉ dans de nombreuses régions de France. Ingénieur de formation, il s'était intéressé à la Réflexologie Plantaire car sa femme était atteinte d'arthrose cervicale. Celle-ci souffrait atrocement, les traitements de la médecine conventionnelle ne la soulageait plus et elle craignait de finir sa vie en fauteuil roulant. Les circonstances amenèrent Jean-Paul Barbier à s'intéresser aux écrits d'Eunice Ingham et il se décida à expérimenter cette technique sur les pieds de son épouse... avec patience et persévérance sans résultat, jusqu'à ce que celle-ci lui dise un jour :

- *Tu devrais insister sur les zones douloureuses, cela me fait mal, mais cela me fait du bien.*
Il obéit et au bout de six mois, il entendit sa femme dire :

- *Je n'ai plus mal au dos, je lève les bras sans effort, je n'aurai pas besoin de fauteuil roulant !*

Et ce fut pour lui le début d'une passionnante aventure qu'il voulut partager, telle Eunice Ingham, avec le plus de monde possible, par la création de ses Écoles de formation.

Réflexologie des pieds

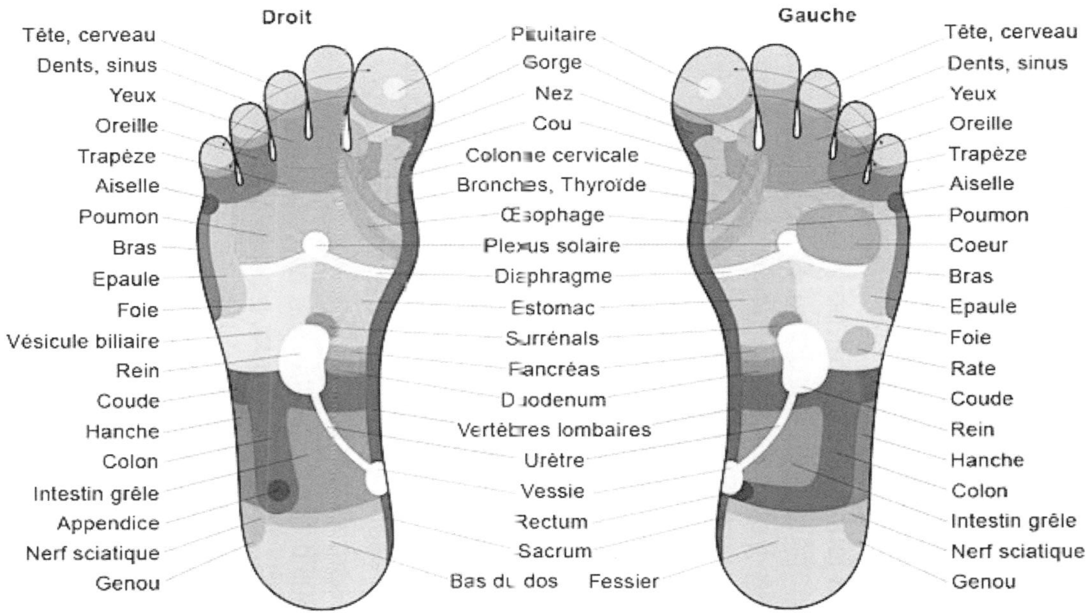

Sophrologie

La Sophrologie fut créée en 1960 par Alfonso Caycedo, neuropsychiatre (1932-2017). Né à Bogota en Colombie, dans une famille d'origine espagnole, il montra très jeune de l'intérêt pour la médecine et choisit donc tout naturellement de faire des études médicales. Pour cela, il s'inscrivit à la Faculté de Médecine de Madrid en Espagne. En 1959, il obtint un Doctorat en Médecine et Chirurgie avec une spécialisation en Psychiatrie. Sa thèse soutenue en 1959 traitait des électrochocs.

C'est à partir de l'étymologie du mot schizophrénie correspondant à un trouble important de la personnalité, qu'il créa celui de sophrologie. Le mot schizophrénie vient de deux mots grecs : *chizein* = diviser, scinder, partager et *phren* = esprit. La schizophrénie est un déséquilibre de l'esprit. Le Docteur Caycedo recherchait à équilibrer l'esprit et remplaça alors *chizein* par le mot grec *sos* = équilibre, garda *phren* et ajouta *logos* = parole, discours et par extension étude, d'où le terme de Sophrologie.

Dans les hôpitaux psychiatriques, il fut confronté à la violence des traitements utilisés à cette époque : électrochocs ou traitements chimiques et désira trouver des méthodes plus douces, plus humaines. À cet effet, il s'intéressa à différentes techniques et pour chacune d'elles, rencontra les plus grands spécialistes.

- L'Hypnose qu'il étudia à l'École de Nancy, mais dont il se détourna rapidement, la responsabilité de l'hypnotiseur pouvant être mise en cause de par ses suggestions et en désaccord avec l'amnésie post-hypnotique du patient.Durant la séance, celui-ci n'est pas conscient de ce qui se passe.

- Le Training Autogène de Schultz, technique d'auto-relaxation mise au point par le psychiatre allemand Johannes Schultz (1884-1970) afin de diminuer la fatigue, le stress, les angoisses. Ce psychiatre considérait qu'un être vivant n'est pas un corps et une âme séparés, mais une unité.

- La Relaxation Progressive de Jacobson. Médecin américain, Edmund Jacobson (1888-1983) en étudiant des électromyogrammes* remarqua une relation entre tension musculaire et émotions et en déduisit que la relaxation musculaire pouvait diminuer ou faire disparaître l'émotion, le stress, par exemple avant un examen, une compétition sportive.

- Le Yoga. En Inde, il fréquenta l'ashram de Sri Aurobindo, s'initia à différents Yoga et voyagea jusqu'au Tibet, après avoir rencontré le Dalaï-Lama et découvert la méditation. Le Docteur Alfredo Caycedo écrira dans l'un de ses ouvrages : *Ils* (les yogis) *connaissent la conscience humaine bien mieux que nous psychiatres occidentaux.*

- Le Zen au Japon.

*Enregistrements du fonctionnement des nerfs et des muscles.

Le Docteur Alfredo Caycedo écrira dans l'un de ses ouvrages : *Ils* (les yogis) *connaissent la conscience humaine bien mieux que nous, psychiatres occidentaux.*

- La Phénoménologie, courant de la pensée philosophique actuelle, est apparue au début du XXème siècle à partir des travaux du philosophe allemand Edmund Husserl (1859-1938), qui chercha à donner à la philosophie une rigueur scientifique par l'étude systématique des faits vécus. Repris par de nombreux philosophes, la Phénoménologie est une discipline importante de la philosophie actuelle. Pour faire simple, il s'agit de l'étude des phénomènes conscients, de la compréhension du vécu de chacun.

La Sophrologie, telle que définie par le Docteur Caycedo est une pratique thérapeutique avec une méthodologie bien définie et déposée en 1988 sous le nom de Sophrologie Caycédienne. Elle consiste à amener le sujet dans un état de conscience intermédiaire entre la veille et le sommeil (en ondes alpha) appelé état sophroliminal, état où l'on entend encore les bruits extérieurs.

Pour arriver à cet état, 3 outils seront utilisés : des exercices de relaxation, la respiration et la voix du thérapeute. Suivant le cours de Théodore-Yves Nasse, à la Faculté Libre de Médecine Naturelle de Paris*, on distingue 4 relaxations :

- Relaxation Dynamique du premier degré, inspirée du yoga.
- Relaxation Dynamique du deuxième degré, inspirée du bouddhisme.

- Relaxation Dynamique du troisième degré, inspirée de la posture du zen.

-Relaxation Dynamique du quatrième degré, inspirée de la phénoménologie.

En ce qui concerne la respiration, on utilise essentiellement la respiration abdominale. La voix du thérapeute : son rythme, ses intonations, les mots utilisés, est très importante. Elle peut induire des images de visualisation. La musique peut aussi intervenir.

Au fil des années, différents courants de sophrologie se sont établis, certains ayant pour seul but la gestion du stress, des angoisses. La sophrologie a pris maintenant une place certaine dans nos vies puisqu'elle est de plus en plus pratiquée en milieu scolaire, en milieu sportif ou dans les entreprises. Elle est alors pratiquée en groupe alors que pour les cas pathologiques, il s'agira de séances individuelles commençant toujours par un entretien approfondi ou anamnèse**.

Le but de la Sophrologie est de rétablir l'harmonie et la sérénité en la personne.

* La Faculté Libre de Médecines Naturelles et d'Ethnomédecine fut créée en 1987 par le Docteur Jean-Pierre Willem avec pour Président d'honneur, le Docteur Jean Valnet. Intéressée par la Sophrologie, j'y suivis quelques cours en 1990.

** Renseignements recueillis par le thérapeute auprès du patient sur lui-même, son environnement familial, professionnel, etc...

Je l'ai dit en commençant, cette liste n'est pas exhaustive, il y aurait encore beaucoup de thérapies intéressantes à évoquer mais je dois m'arrêter car ce livre n'est pas une encyclopédie. Cependant, je citerai encore deux remèdes dont l'action est intéressante en cancérologie.

D'une part, le *Viscum Album* ou Gui Blanc, cette plante commune en nos contrées, celle utilisée en thérapie étant récoltée sur les arbres fruitiers. C'était une plante sacrée pour les Druides qui lui reconnaissaient de nombreuses vertus et l'appelaient la plante qui guérit tout. Il ne faut pourtant pas exagérer, ses qualités thérapeutiques sont reconnues pour réguler la tension artérielle, l'asthme, l'épilepsie et son action en cancérologie. Elle est prescrite sous différentes formes : homéopathie, tisanes ou fermentée. Il faut cependant en proscrire l'automédication car certains de ses composants peuvent être dangereux.

D'autre part, le *Desmodium*, beaucoup plus connu à l'heure actuelle. De son nom scientifique Desmodium Adscendens, cette plante africaine doit sa reconnaissance aux Docteurs Pierre et Anne-Marie Tubéry. Tous deux, médecins durant quatre ans (1959-1963) dans un dispensaire au Cameroun, furent intrigués par le bon état de santé d'un malade qui avait été diagnostiqué comme lépreux. Son état n'avait rien à voir avec celui d'un homme atteint de cette terrible maladie. Certes, ses phalanges n'avaient pas repoussé mais sa peau était redevenue normale. Interrogé, il expliqua devoir sa guérison aux plantes prescrites par un guérisseur local.

Passionnés par cette découverte, ils rencontrèrent plusieurs guérisseurs qui leur firent connaître différentes plantes et leurs applications. Après le Cameroun, ils travaillèrent ensuite quelques années en Algérie où ils continuèrent leurs recherches sur ces plantes africaines avant de rentrer en France en 1967. Pour Pierre Tubéry, le but de sa vie était maintenant évident : il se devait d'étudier ces plantes africaines, obtenir leur reconnaissance et la valorisation de cette pharmacopée africaine.

Anne-Marie Tubéry devint alors Médecin du Travail afin de subvenir aux besoins financiers du couple, tandis que Pierre continuait ses recherches à la Faculté des Sciences de Toulouse. Il y rencontra Jacqueline Ragot, Docteure ès sciences, chargée de recherche au CNRS. Celle-ci abandonna bientôt ce poste, malgré une perte substantielle de revenus, pour se consacrer uniquement aux recherches initiées par Pierre Tubéry. Ils étudièrent essentiellement les effets de trois de ces plantes africaines :

- Desmodium Adscendens, plante protectrice et régénératrice du foie.
- Securidaca longipedunculata, utilisée pour les maladies auto-immunes.
- Gnidiakraussiana, anti-leucémique.

En 1980, ils subirent une descente de police dans le laboratoire pour exercice illégal de la pharmacie qui se termina par un non-lieu. Cependant, durant de nombreuses années, Pierre Tubéry connut des ennuis de la part des autorités officielles mais il a toujours essayé de ne pas en tenir compte, le principal pour lui étant l'aide apportée aux malades.

En 1982, avec la création du Centre de Recherches Phytothérapiques, commença la diffusion des produits mis au point. Lors des années passées à l'association Liberté-Santé 36, nous avons connu de nombreux malades qui s'adressèrent au Docteur Pierre Tubéry.

Je voulais ici rendre un hommage très spécial à Pierre et Anne-Marie Tubéry ainsi qu'à Jacqueline Ragot qui consacrèrent leurs vies au mieux-être des malades. Et surtout, je voudrais que nul n'oublie les bienfaits du Desmodium en cas de maladies hépatiques et lors d'atteintes cancéreuses. Il diminue voire même supprime les effets secondaires de la chimiothérapie : nausées, vomissements, perte d'appétit, etc…

Quatrième partie

Notions indispensables

" L'ignorance est la mort de l'esprit
et une nuit sans lune et sans étoiles. "

Proverbe chinois

Constitution du Corps Humain

L'une de mes grandes découvertes fut celle de la véritable et complète constitution du corps humain. J'avais appris comme tout le monde ou presque, que l'être humain comprenait un corps, une âme et un esprit. Le monde médical était chargé de s'occuper du corps tandis que l'âme et l'esprit - car on ne sait pas toujours différencier ces deux mots - étaient monopole du clergé. Et la loi française de 1905 de Séparation des Églises et de l'État n'a pas arrangé les choses.

Depuis des milliers d'années, seules les personnes ayant eu accès aux enseignements traditionnels orientaux ou aux enseignements ésotériques conservés par quelques Écoles dites de Mystères : Rose-Croix, Francs-Maçons, Théosophie, etc..., eurent connaissance de notre vraie constitution. En effet, il existait deux sortes d'enseignement : l'enseignement exotérique pour la grande majorité de la population et l'enseignement ésotérique, réservé à une *élite*, qui nécessitait de nombreuses années d'études et d'*initiations*.

Nous sommes maintenant à une époque tout à fait différente : l'ère du Verseau, c'est-à-dire de la Communication et ces enseignements sont à la portée de tous ceux qui le désirent. J'ai déjà abordé ce sujet dans deux de mes précédents livres : *L'Arc-en-Ciel de Victorine* et *Chouette ! L'Invisible nous parle...*, et je vous invite à vous y reporter. Cependant, pour vous, cher-es lecteurs et lectrices, vous qui me lisez pour la première fois, je vais ici résumer ce que j'ai compris de notre véritable constitution.

En réalité, nous sommes une succession de plusieurs corps. Pour bien comprendre, rien de mieux que de regarder les jolies petites poupées russes, ces poupées gigognes qui s'emboîtent les unes dans les autres. La plus petite, celle qui est au centre, représente notre corps physique. De l'intérieur vers l'extérieur, les six autres représentent successivement nos différents corps : astral, éthérique, mental, causal, bouddhique et atmique. Ce sont des corps subtils. Les trois premiers constituent notre *moi inférieur* alors que les trois suivants appelés aussi corps spirituels ou divins sont notre *Moi supérieur.*

Nous savons également que tout ce qui vit est vibration. Le corps physique vibre lentement, le corps astral vibre un peu plus vite et les autres de plus en plus vite. Ils ont des longueurs d'ondes différentes. Cette constitution explique des phénomènes que nous avons parfois du mal à comprendre. Lorsque nous nous approchons d'une personne, sans pour cela la toucher, nos corps subtils s'interpénètrent. C'est la raison pour laquelle, nous nous sentons bien auprès de certaines personnes et avons des difficultés à nous approcher de certaines autres. C'est l'explication aussi de la fatigue ressentie à la fréquentation de certaines personnes ou de certains lieux : il y a des *pompeurs* d'énergie.

Les 7 Corps Énergétiques Principaux

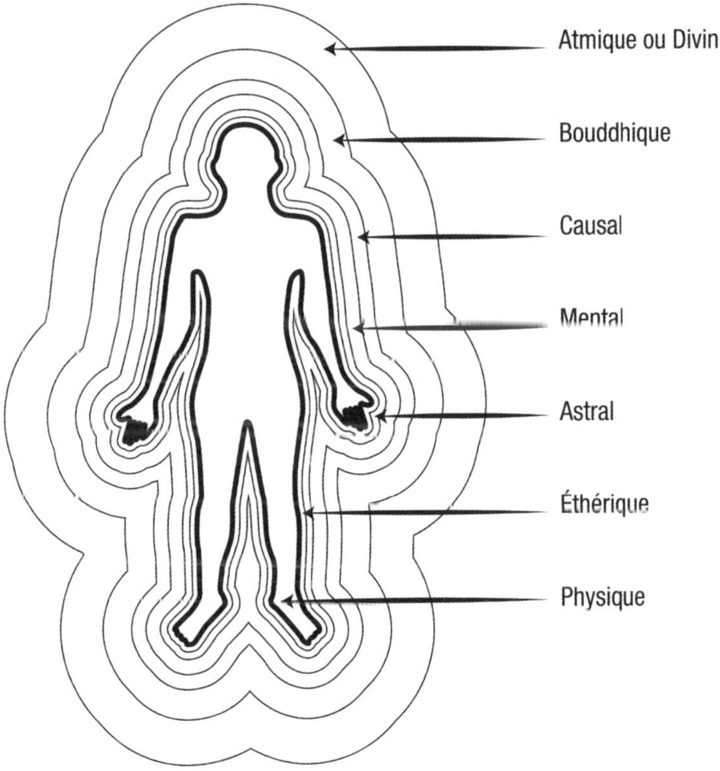

La connaissance de ces corps subtils permet aussi de comprendre la télépathie et la médiumnité. L'Univers étant également constitué de niveaux vibratoires différents qui correspondent à ceux de nos différents corps, un médium pourra puiser ses informations dans le monde astral, dans le monde éthérique ou même dans le monde causal. Tout dépendra de son propre niveau vibratoire.

De plus, chacun de nos organes physiques possède sa correspondance au niveau du corps éthérique. Ce corps éthérique puise l'énergie de l'Univers, cette énergie vitale appelée Prana en Inde, Qi en Chine, ou encore Ki au Japon et nous la diffuse grâce à un système de canaux appelés Nadis en Inde et Méridiens en Chine. Bien que Nadis et Méridiens ne soient pas exactement superposables, ils ont la même fonction de transmission de l'Énergie.

Cette anatomie subtile révèle également la présence de sortes de roues en forme d'entonnoirs dont la pointe est tournée vers le corps physique : les *chakras*, un mot sanscrit signifiant justement roue. Leur rôle est de capter l'énergie dans le corps éthérique. Ils sont très nombreux et les plus importants situés le long de la colonne vertébrale sont au nombre de sept. Ils correspondent chacun à une glande endocrine et à un ou des organes. Ils ont chacun des fonctions bien particulières. Il est également admis qu'une couleur de l'arc-en-ciel et une note de musique correspondent à chacun d'entre eux.

Ainsi de bas en haut, ce sont :

• Le premier, chakra-racine ou de base (appelé Muladhara en Inde), situé au niveau du périnée, entre le sexe et l'anus, est relié aux glandes surrénales ainsi qu'aux reins, au squelette. Il est responsable de notre énergie de vie. Sa couleur est le rouge et sa note musicale correspondante le Do. Son ouverture est dirigée vers le bas.

• Le deuxième, chakra sacré (Swadhistana en Inde), situé sous le nombril, est relié aux glandes et organes sexuels. Il est appelé Hara au Japon. C'est sur lui qu'est basée la force vitale physique. Il est responsable de la sexualité, de la reproduction ainsi que de la créativité. Sa couleur est l'orange et sa note musicale est le Ré.

• Le troisième, chakra du plexus solaire Manipura), situé au-dessus du nombril, est relié au pancréas, ainsi qu'au foie et à l'estomac, au système nerveux. C'est la force astrale, le siège de la vie émotionnelle. Son dysfonctionnement, dû aux stress de la vie moderne, est responsable des ulcères à l'estomac. Sa couleur est le jaune et sa note musicale le Mi.

• Le quatrième, chakra du cocur (Anahata), situé sous le sternum, est relié au thymus ainsi qu'au cœur, au système circulatoire et immunitaire. C'est la force vitale, le centre de l'amour. Sa couleur est le vert et sa note musicale le Fa.

• Le cinquième, chakra de la gorge (Vishudda), situé à la base du cou, est relié à la thyroïde ainsi qu'à l'appareil respiratoire et aux cordes vocales. C'est le centre de l'énergie créatrice et de notre expression personnelle. Sa couleur est le bleu et sa note musicale le Sol.

• Le sixième, chakra frontal ou troisième oeil (Ajna), situé à la base du front, entre les sourcils, est relié à la glande pituitaire, au système nerveux, à la partie inférieure du cerveau. C'est la force de l'âme, le centre de l'intuition, de la concentration, de la visualisation, donc des perceptions extrasensorielles. Sa couleur est l'indigo et sa note musicale le La.

• Le septième, chakra-couronne (Sahasrara), situé au sommet du crâne, est relié à la glande pinéale et à la partie supérieure du cerveau. C'est le centre de l'imagination créatrice, de la conscience universelle. Il permet la réception des énergies spirituelles. Sa couleur est le violet et sa note musicale le Si. Son ouverture est dirigée vers le haut, alors que les autres sont ouverts sur le devant.

Ceci n'est qu'un aperçu des fonctions des chakras qui sont très vastes et d'ailleurs, on peut trouver quelques variantes selon les écoles. Avec cette constitution de notre organisme, nous voyons combien notre corps physique est en corrélation avec ses corps subtils. Cela nous fait comprendre combien la médecine conventionnelle fait fausse route lorsqu'elle traite seulement l'organe sans considérer l'ensemble.

Plus il y a une approche holistique de l'être, plus grandes sont les chances de guérison.

Les 7 Chakras Principaux

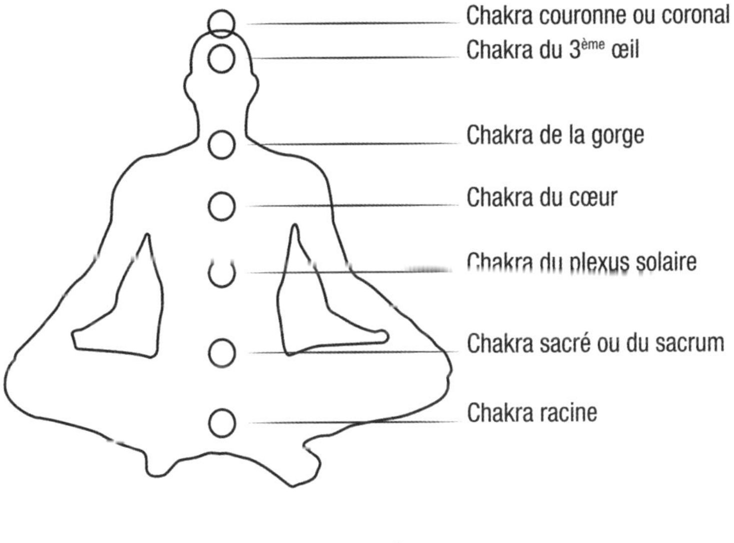

Force des Pensées

Dans les années 1960-70, mon mari et moi fréquentions l'un de ses amis d'enfance. Tout jeune, ce dernier avait ouvert une boîte de nuit où se pressait toute la jeunesse de la ville. Son affaire était florissante quand, du jour au lendemain, il dut la fermer sur décision administrative, conséquence d'une tragédie qui a longtemps marqué les esprits. Le 1er novembre 1970, près de 150 jeunes gens et jeunes filles périrent dans l'incendie d'un dancing – *Le 5 à 7* - situé dans l'Isère. À la suite de cette tragédie, tous les établissements recevant du public furent contrôlés et les mesures de sécurité devinrent très importantes : sortie de secours obligatoire, matériaux ininflammables. La boîte de nuit de notre ami était dans une cave sans aucune possibilité de créer une issue de secours, il fut donc obligé de fermer. Il créa aussitôt une autre entreprise qui prospéra rapidement jusqu'au jour où une fois encore, un évènement indépendant de sa volonté l'obligea à arrêter. Et il en fut ainsi de nombreuses fois dans sa vie.

Un jour, alors que je lui demandai d'où lui venait cette faculté de ne jamais baisser les bras et de toujours rebondir, il me montra un livre qu'il me conseilla vivement de me procurer : *La PUISSANCE du SUBCONSCIENT* du Docteur Joseph Murphy. Cependant, le titre ne me parla pas et je ne suivis pas son conseil. Je ne connaissais pas alors l'un des principes de l'Univers : lorsque l'on ne saisit pas une opportunité bénéfique, elle nous est toujours représentée un jour ou l'autre. C'est ainsi que dans les années 1980, alors que je traversais des moments difficiles, ce livre croisa à nouveau mon chemin et cette fois-ci, je me penchai sur son contenu.

Le Docteur Joseph Murphy (1898-1985) naquit en Irlande dans une famille catholique. Ayant émigré aux États-Unis, il y rencontra des penseurs importants du milieu du 19ème siècle tels, Ernest Holmes (1887-1960) et Emmet Fox (1886-1951), tous deux adeptes d'un mouvement religieux chrétien : *Nouvelle Pensée*. Ils furent en quelque sorte les précurseurs dans l'approche de la pensée positive et de l'influence des pensées sur le déroulement de notre vie.

Joseph Murphy obtint un doctorat en Psychologie, s'intéressa aux religions orientales, puis devint pasteur de l'Église de la Science Divine, proche de cette Nouvelle Pensée.

Durant de nombreuses années, les foules se précipitèrent à ses sermons et/ou écoutèrent ses nombreuses émissions de radios. Joseph Murphy s'éloigna de l'Église catholique mais resta proche des Écritures auxquelles il donna une signification plus vivante. Il est l'auteur d'une trentaine de livres, traduits en de nombreuses langues. Parmi ceux-ci, *La Puissance du Subconscient* est, à mon avis, celui qu'il FAUT lire car simple, avec des exemples précis, une démonstration qui n'a encore rien de scientifique, bien qu'il utilise souvent ce mot, mais une approche empirique qui prouve que ***cela marche*** !

Tout d'abord, il rappelle une loi fondamentale de l'Univers : la *Loi de Cause à Effet.* L'adage populaire dit que *l'on récolte ce que l'on a semé.* Dans la vie, nous semons des pensées et nous allons récolter en fonction de leur nature. Par exemple, lorsque nous demandons quelque chose par la prière, nous devrions être exaucés mais il ne faut pas oublier qu'il a été dit également : *il en sera fait selon votre foi.* Et la foi ici n'est pas la croyance en une quelconque religion mais la certitude que cette foi peut tout, ne dit-on pas qu*'elle peut déplacer les montagnes !*

Alors pourquoi certains réussissent tout ce qu'ils entreprennent et d'autres vivent toujours dans le malheur ? Murphy explique de façon simple ce qui fait la différence : la raison en est dans notre façon de penser, c'est-à-dire dans notre esprit. Celui-ci est double : une partie consciente et une partie subconsciente*. L'une envoie l'impulsion et l'autre réagit en fonction de ce qu'elle a capté. Autrement dit, si nos pensées sont des pensées positives, notre subconscient réagira de façon positive et créera les conditions nécessaires à la réussite. À l'inverse, si nos pensées sont négatives, notre subconscient répondra dans le même sens.

Ceci montre combien les pensées ou les paroles utilisées doivent être soigneusement choisies. Il y a des termes à proscrire de notre langage du genre : *je ne peux pas, je n'ai pas d'argent, rien ne me réussit, etc... etc...*

* Ce terme est maintenant la plupart du temps remplacé par Inconscient.

Et il est important d'y faire très attention car nous vivons dans un monde où les tournures de phrases sont plus souvent négatives que positives. Le choix du mot est très important car c'est ce mot que retiendra le subconscient et qui sera transmis à l'Univers. Ainsi les Amérindiens, en période de sécheresse, ne vont jamais penser qu'il faudrait que la sécheresse cesse mais remercient pour l'arrivée de la pluie.

Lorsqu'une idée est acceptée par le Subconscient, celui-ci va tout mettre en œuvre pour qu'elle se réalise. Il est créateur, sensible à la suggestion, mais il ne fait pas de tri : si nous lui avons inculqué une idée fausse, il va réagir en fonction de cette idée. C'est la raison pour laquelle un hypnotiseur peut induire une idée de brûlure et qu'une cloque peut apparaître sur la peau de l'hypnotisé sans qu'il y ait eu approche d'une quelconque source de chaleur.

Nous pouvons induire nous-même de fausses idées. Si l'on croit à la réalité de notre idée, nous allons en voir la manifestation. J'en ai eu la preuve avec ma propre mère. Nous étions un jour dans un restaurant et ma mère avait eu envie de langoustines mais, en les voyant dans son assiette, elle se souvint que bien des années auparavant, elle avait eu un souci intestinal après avoir mangé des langoustines avariées. Celles que nous avions devant nous étaient extrêmement fraîches, or Maman avait à peine fini sa phrase qu'elle devint blanche et courut aux toilettes ! La réaction avait été instantanée !

Le Docteur Murphy explique que nous pouvons changer notre programmation. Il compare notre

Subconscient à un enregistreur. Nous pouvons effacer ce que nous y avons enregistré et y enregistrer une autre programmation. Pour cela, il propose des phrases positives à répéter régulièrement. Nos concepts faux peuvent être effacés par la répétition de pensées constructives. Il nous montre surtout que nous ne sommes pas programmés pour vivre dans la pauvreté, la maladie et les ennuis de toutes sortes. Il démontre que la Source, que nous pouvons appeler Dieu, est Amour et que nous sommes aimés. Nous ne sommes pas de *pauvres pécheurs, indignes de recevoir* comme les Églises nous l'ont rabâché depuis des siècles, méconnaissant en cela le véritable message des prophètes.

Nous vivons à une époque merveilleuse car maintenant, les enseignements des prophètes dont les bienfaits étaient seulement reconnus par l'observation des résultats - c'est-à-dire de manière empirique - sont de plus en plus démontrés scientifiquement.

Tout d'abord, dans un livre dont le sujet est la guérison du cancer, il est important d'insister sur la relation entre la pensée du malade et sa croyance profonde. La guérison dépendra toujours de l'harmonie entre ses pensées et sa croyance. C'est ce que démontrent de nombreux chercheurs et tout particulièrement l'américaine Kelly Turner, spécialisée en oncologie. Confrontée dès l'enfance à plusieurs cas de cancers dans sa famille proche, elle dit elle-même*, avoir été terrifiée par cette maladie* et pensait comme beaucoup qu'elle conduisait inéluctablement, à plus ou moins brève échéance, vers la mort. Cela, jusqu'à ce qu'elle découvre le récit d'une rémission spontanée dans le livre du ponte de la médecine intégrative* : le Docteur Andrew Weil : *Spontaneus Healing,* (Guérison spontanée), rémission dont elle n'avait jamais entendu parler.

Cette lecture l'amena à chercher d'autres cas dans les annales médicales et tout spécialement à se pencher sur l'étude de plus de 1000 cas de rémission spontanée recueillis par l'Institute of Noetic Sciences de Petaluma en Californie (Institut des Sciences Noétiques)**. Elle se rendit compte que des cas de rémission étaient répertoriés mais que nul ne se posait la question de savoir ce qu'avait pu faire le ou la malade pour guérir. Elle décida de reprendre ses études et d'en faire le sujet de sa thèse de doctorat. Elle fit un tour du monde en 10 mois pour interviewer 50 guérisseurs alternatifs de cancer et survivant-e-s comme elle les appelait, dans 11 pays différents incluant les États-Unis, la Chine, le Japon, l'Inde, la Nouvelle-Zélande, la Thaïlande, l'Angleterre, l'Irlande, la Zambie, le Zimbabwe et le Brésil.

* L'approche de la médecine intégrative permet d'unir différentes formes de thérapies issues autant de la médecine conventionnelle (dite aussi médecine occidentale) qu'alternative afin de prodiguer les meilleurs soins au patient. La médecine complémentaire, que l'on nomme aussi médecine non conventionnelle, traditionnelle, alternative, douce ou holistique, est définie par l'Organisation Mondiale de la Santé (OMS) comme étant « *la somme totale des connaissances, compétences et pratiques qui reposent sur les théories, croyances et expériences propres à une culture et qui sont utilisées pour maintenir les êtres humains en bonne santé ainsi que pour prévenir, diagnostiquer, traiter et guérir des maladies physiques et mentales.* » Les médecines non conventionnelles sont nombreuses : acupuncture, aromathérapie, biofeedback, hypnothérapie, massothérapie, Qi Gong, shiatsu, yoga, etc...

** La Noétique est une branche de la philosophie concernant l'intellect et la pensée.

Les survivant-e-s étaient des personnes qui, atteintes de cancer, avaient utilisé un traitement de médecine non conventionnelle ; des personnes qui, n'ayant pas eu de résultats avec la médecine conventionnelle, s'étaient tournées vers d'autres traitements ; ou dernier cas : celles qui avaient combiné plusieurs méthodes de traitement.

Elle constata tout d'abord que ces personnes n'étaient pas restées inactives et qu'elles avaient travaillé avec acharnement pour guérir. Il lui parut donc que le terme de guérison – ou de rémission – spontanée était inapproprié. *Spontané* veut dire sans raison, sans cause alors qu'au contraire, chaque personne interrogée s'était investie à fond pour guérir. Elle pensa remplacer cet adjectif par celui d'*inattendu* qui s'avéra également impropre, car la guérison n'était pas inattendue de ces personnes, bien au contraire, *elles étaient convaincues depuis le début qu'elles allaient vaincre le cancer, qu'elles allaient vivre et qu'elles allaient guérir.* Puis, après plusieurs années d'expériences, elle adopta le terme de *radical* : ces personnes ont toutes changé leur vie de façon radicale. Son premier livre, best-seller au New York Times, porte d'ailleurs le titre : *Radical Remission* en anglais. Elle développa ces changements radicaux dans *Les 9 clés de la rémission* (Éditions J'ai Lu) et ce qui l'avait le plus surpris était que 7 d'entre elles étaient en rapport avec les émotions et la spiritualité en opposition aux facteurs physiques. Elle ne s'attendait pas à un tel résultat et entendre parler des choses psycho-émotionnelles-spirituelles fut vraiment surprenant pour elle. Kelly Turner en conclut que l'esprit/le cerveau contrôle tout.

Attention, il ne s'agit pas de prétendre que l'aspect physique du traitement a été occulté. Il l'a été soit par des méthodes non conventionnelles dès le début, soit après avoir essayé la médecine conventionnelle, via d'autres alternatives. Cependant, ce qui a le plus étonné la Docteure Turner dans son enquête, était qu'elle s'attendait à l'utilisation d'une approche basée sur les méthodes occidentales pour détruire les cellules du cancer, or il s'agissait plutôt de l'adoption de pensées et de comportements visant à nettoyer le corps, tels un régime particulier, la méditation, des compléments alimentaires, le pardon… Elle insista aussi sur la nécessité de vaincre la peur car dès que l'on commence à avoir peur, nos corps arrêtent de guérir. Le problème du cancer est que le seul mot cancer génère beaucoup trop de peur. Et on sait maintenant que la peur provoque la diminution des défenses immunitaires

Tout ce que je viens de rapporter, nous montre l'importance de la croyance. Notre corps réagira toujours en fonction de notre façon de penser. Une croyance peut être assez forte pour apporter la guérison ou la mort. C'est ce que prouve le cas d'un certain monsieur Wright rapporté par Mario de Beauregard dans son livre *Les Pouvoirs de la Conscience :*

À la fin des années 1950, Monsieur Wright souffrait d'un cancer des ganglions lymphatiques et ses médecins lui accordaient deux semaines de vie. Sachant que son médecin traitant, le Docteur West, testait un nouveau médicament : le krebiozen, il lui en demanda une injection. Trois jours plus tard, il avait retrouvé assez de forces pour se promener dans les couloirs de l'hôpital.

Ses énormes tumeurs avaient disparu et dix jours plus tard, il n'eut plus aucun symptôme de la maladie.

Monsieur Wright put rentrer chez lui et reprit une vie normale jusqu'au jour où un article du journal local l'affola. Celui-ci disait que le krebiozen était inefficace contre le cancer. Les tumeurs de Monsieur Wright réapparurent presque immédiatement. Son médecin lui expliqua que le journaliste se trompait : il lui avait été injecté une dose de produit provenant d'un lot détérioré, ce qui expliquait sa rechute. Le Docteur West proposa une nouvelle injection d'un nouveau lot super raffiné et beaucoup plus puissant ! Il fut tellement persuasif que Monsieur Wright accepta. En réalité, il reçut des injections d'eau distillée mais pensait recevoir du krebiozen. Cette fois encore, les tumeurs disparurent et au bout de quelques jours, il put quitter l'hôpital. Malheureusement, il eut connaissance d'un avis de l'Association Médicale Américaine qui confirmait que le krebiozen était inefficace sur le cancer. Il dut être hospitalisé à nouveau et décéda dans les quarante-huit heures. Cette histoire montre bien l'impact de notre esprit, de nos pensées, sur notre corps.

Qui plus est, il est maintenant scientifiquement démontré que les pensées d'un groupe ont des répercussions dans l'Univers. Depuis le milieu du siècle passé, de nombreux chercheurs se sont penchés sur cette question. Ce fut le cas en particulier de Élisabeth Rauscher (1937-2019), physicienne nucléaire, astrophysicienne, consultante pour la NASA mais également intéressée par la conscience et la spiritualité. L'étude du champ magnétique terrestre a montré sur celui-ci l'incidence des pensées et des émotions. Lorsque de nombreuses personnes réagissent à un évènement mondial, leurs émotions affectent l'activité du champ magnétique. Ainsi le 11 septembre 2001, une hausse subite de la force du champ magnétique fut enregistré quinze minutes après l'impact du premier avion sur le World Trade Center à New-York et un autre pic, quinze minutes après l'impact du deuxième avion. À ces moments-là, des millions de personnes étaient pétrifiées d'horreur devant leurs écrans de télévision. Un tel pic de la force du champ magnétique terrestre a également été constaté lors de l'accident de la Princesse Diana.

Ces constatations nous permettent d'extrapoler : puisque le champ magnétique réagit, lors d'un évènement dramatique, à la réception des émotions d'un grand nombre de personnes, **il est tout à fait possible qu'un groupe de personnes envoyant des pensées de paix et d'amour sur notre planète ait également un impact important.** Cela confirme les enseignements de tous les Sages et les Prophètes de toutes religions ou philosophies, qui recommandent la prière. Nos pensées sont créatrices, elles ont un impact sur notre santé et nous pouvons aussi les diriger vers l'arrivée d'un monde meilleur.

Les travaux du biologiste anglais, Rupert Sheldrake et sa découverte des champs morphiques vont dans le même sens. L'observation des animaux qui, bien que séparés, restent en communication avec leur communauté montre l'existence d'une connexion invisible qu'il nomma champ morphique. C'est d'ailleurs une observation simple que nous pouvons tous faire et que j'ai encore expérimentée récemment. Profitant d'une soirée d'été, je dînais dans la cour devant la maison, lorsqu'une abeille vint se délecter des courgettes qui se trouvaient dans mon assiette. En très peu de temps, elle fut rejointe par des dizaines, ce qui m'obligea à faire un repli stratégique dans la maison.

Cette théorie explique le fait que lorsqu'un chercheur a une idée nouvelle, elle peut être captée dans le monde entier par d'autres chercheurs et que certaines découvertes peuvent voir le jour presque en même temps dans différents laboratoires. La pensée du premier chercheur s'est inscrite dans le champ morphique. D'autres chercheurs peuvent alors se brancher sur le même champ et récupérer la pensée initiale. Autrement dit, lorsqu'une idée est dans l'air, tout le monde peut la capter. C'est le principe de la télépathie. Nous avons tous accès aux champs morphiques mais nous captons mieux lorsque nous sommes en état de réceptivité (ondes alpha), ce qui démontre aussi les bienfaits de la méditation. Ces champs ne peuvent être expliqués par la physique des ondes électromagnétiques mais par la physique quantique.

L'existence de ces champs permet de comprendre aussi les effets de mode, l'influence de la publicité, la manipulation des masses.

En résumé, à l'heure actuelle, il est de la plus haute importance de gérer nos pensées de façon positive et créatrice : elles peuvent nous conduire vers un monde meilleur !

Pouvoir des Mains

Malgré l'expérience vécue dans ma petite enfance avec la guérisseuse Madame Lajambe (page 40), je ne m'étais jamais intéressée aux guérisseurs. Ma formation scientifique et un penchant pour la logique m'avaient conduite à ne considérer comme réel que ce qui pouvait être démontré par a+b. Mais depuis ma découverte des phénomènes parapsychologiques en 1985, mes certitudes étaient ébranlées et je consultais tous les ouvrages possibles afin d'étayer mes nouvelles connaissances sur des bases aussi solides que possible.

C'est ainsi que je me penchais sur *l'ABC du Magnétisme* afin de comprendre l'origine du pouvoir des guérisseurs. Jusqu'alors, pour moi, le magnétisme était une force d'attraction qui s'exerçait entre deux objets nommés aimants, contenant de l'oxyde de fer ou magnétite. Je découvris qu'il existe une telle force, à des degrés différents, en chacun de nous.

Cette lecture me donna l'idée d'effectuer l'un des tests recommandés dans ce livre pour vérifier si j'avais du magnétisme. Ces tests pouvaient se réaliser sur de la viande, sur des poissons, des fleurs ou des fruits. J'éliminais les deux premières propositions car je craignais qu'en cas d'échec, la viande ou le poisson ne dégage une odeur nauséabonde. Je n'avais pas de fleurs coupées, j'optais donc pour deux oranges. L'exercice consistait à imposer les mains au-dessus de l'une d'elles, chaque jour, jusqu'à ce que l'on remarque un changement. Ce que je fis chaque matin, sans penser à quelque chose de particulier. Bientôt, la seconde dont je ne m'occupais pas commença à pourrir alors que la première restait brillante tout en durcissant.

Je fus satisfaite du résultat : j'avais vérifié l'existence de cette énergie invisible qui avait agi sur l'orange mais je n'avais nullement l'idée de m'en servir. J'avais fait une expérience, un point c'est tout. Pourtant quelques jours plus tard, la petite chatte Lady qui, à cette époque, partageait ma vie, présenta les symptômes annonçant un risque d'occlusion intestinale, symptômes qui m'avaient déjà obligée à la conduire deux fois chez un vétérinaire. J'eus l'idée de lui passer ma main au-dessus de son ventre, faisant quelques mouvements circulaires, et j'eus la surprise de la voir presque immédiatement se précipiter dans le jardin où habituellement elle faisait ses besoins.

Mes lectures et mes rencontres me firent découvrir qu'il existe, de par le monde, de très nombreuses personnes qui utilisent leur « *don* », car c'est souvent le mot employé. Souvent, elles utilisent des prières ou des formules transmises oralement depuis des générations. Elles ont en général une spécificité : les verrues, les brûlures, le zona, etc... D'autres, appuient leur travail sur l'utilisation d'un pendule. Les méthodes sont différentes et variées et l'on rencontre des guérisseurs dans tous les pays du monde.

Revenons à mon histoire. Les mois passèrent et je ne pensais plus à cette expérience. J'avais encore mes commerces de prêt-à-porter qui étaient des magasins franchisés. Un jour, je dus me rendre à Tours pour une réunion des gérants de tous les magasins de la région Centre. Il s'agissait de faire la connaissance du nouveau PDG. Au moment de nous diriger vers le traditionnel buffet, toujours présent dans ce genre de réunion, une pensée s'imposa dans ma tête : *cet homme* (le PDG) *est malade*. Puis une autre : *Va le soigner !*

Malgré moi, comme ces pensées devenaient pressantes, je me dirigeai vers lui et l'abordais alors que je le rencontrais pour la première fois, disant : *Monsieur, vous êtes malade ?* L'air un peu étonné, il me confirma qu'il avait une grippe carabinée, était très ennuyé car il allait devoir annuler son départ le lendemain pour Hong Kong où il devait faire des achats. Et je m'entendis lui répondre : *Si, monsieur, vous allez partir car je vais vous soigner.* Il me demanda si j'avais des comprimés et je lui répondis : *non, j'ai mes mains.* Et lui, tout naturellement de dire : *Ma secrétaire me bassine avec ces choses. Je n'y crois pas. Mais je ne sais pas pourquoi, j'ai confiance en vous.*

Alors que nous nous dirigions vers une salle plus calme, je me demandai comment j'allais m'y prendre. Je pensai à ce que j'avais fait à l'orange. Je le fis asseoir, mis mes mains au-dessus de sa tête, en quelque sorte une grosse orange (!) et ce, juste quelques instants. Je lui expliquai : *vous savez monsieur, cela doit marcher mais c'est la première fois que je le fais. Alors, si cela ne va pas mieux, je recommencerai avant votre départ.*

Et nous regagnâmes la salle de cocktail. Lui, s'approcha du buffet et moi, j'allai m'asseoir dans un coin, bouleversée par ce que je venais de faire. Je craignis soudain que tous mes collègues pensent que j'étais complètement folle.

Or quelques instants après, je l'entendis crier *: Où est-elle ? Où est-elle ? Je suis guéri !* Le lendemain, il put partir pour Hong-Kong comme prévu. De mon côté, je pris la voiture pour rentrer à Châteauroux et heureusement à cette époque, les radars étaient moins nombreux car je n'eus aucun souvenir du trajet. J'étais tellement heureuse : c'était si simple, j'allais pouvoir soigner la terre entière ! Curieusement, dans les jours qui suivirent, plusieurs personnes se présentèrent à moi, avec toutes des soucis de santé : eczéma, zona ophtalmique ou autres. Les résultats étaient tous aussi positifs.

Puis, je fus assaillie par le doute et les peurs. Je trouvais que cela avait été trop simple et trop rapide, inconsciemment aussi, je ne me sentais pas digne d'un tel « *don* ». Je sais maintenant qu'il s'agissait de peurs très inconscientes provenant de vies antérieures. Pour ma part, il s'agissait de plusieurs vies où j'étais déjà guérisseuse, en particulier une, en Espagne sous l'Inquisition, où je fus torturée et brûlée alors que j'avais la réputation de pouvoir aider les femmes qui avaient des problèmes de stérilité.

Des années passèrent encore et en 1996, je fus contactée par un médecin qui désirait que je lui organise une conférence suivie d'un séminaire de formation. Il voulait présenter une technique de soins dont on commençait juste à parler en France : le Reiki. Mise en confiance par son titre de médecin, j'acceptai et même m'inscrivit au séminaire.

Il s'agissait du Reiki Usui, du nom de son *re-découvreur* : le Japonais Mikao Usui (1865-1926). Il est difficile de connaître son parcours avec certitude car les avis diffèrent. Dans le livret qui me fut remis lors du séminaire, il est noté qu'il fut d'abord ministre du culte et enseignant d'une petite université chrétienne avant de revenir au bouddhisme traditionnel de son pays. D'autres sources semblent ignorer ce passage par la chrétienté.

Mais peu importe, le principal est dans le fait qu'il avait été tout d'abord interpellé par la façon dont Jésus guérissait les malades, c'est-à-dire par imposition des mains. Il chercha vainement dans les Écritures le secret de ce grand guérisseur. Puis, il se souvint que Bouddha également avait également le pouvoir de guérir par imposition des mains. Après des années de recherches livresques et sans grand succès, il se tourna vers la méditation et après une méditation de vingt-et-un jours sur l'une des montagnes sacrées du Japon, il fut envahi par un intense faisceau de lumière et reçut une série de symboles qui se fixèrent dans son esprit. À la suite de cette expérience, il se rendit compte qu'il détenait la faculté de guérir et nomma sa technique REIKI.

Ce mot est formé de deux parties : REI qui signifie essence, esprit et Ki qui veut dire énergie, force universelle de vie et qui correspond au Qi des chinois dont nous avons parlé. Le REIKI est une méthode alliant la méditation et le toucher. Son principe de base est l'existence d'une force universelle qui gouverne l'univers, une force spirituelle invisible, impossible à mesurer, dans laquelle on peut puiser à l'infini. C'est une énergie de vie qui revitalise l'organisme, le ré-harmonise.

Mikao Usui, après de nombreuses expériences sur ses proches puis sur de plus en plus de malades, fut convaincu que cette force calmait les douleurs mais était aussi guérisseuse. Il la définit définitivement en 1922 mais mourut prématurément en 1926 sans avoir eu le temps de *déposer sa marque.* Le livret remis par le médecin qui animait ce séminaire de formation était édité par le groupement Alliance qui se présente comme héritier direct des enseignements de Mikao Usui. Celui-ci aurait enseigné et initié un japonais, le docteur Hawayo Hayashi, qui à son tour initia une femme hawaïenne, Hawayo Takata qui passa le relai à Phyllis Furumoto qui apporta ensuite le Reiki en Europe.

Depuis d'autres courants du Reiki ont vu le jour : Reiki Karuna, Reiki Shamballa pour n'en citer que deux. Je ne puis les détailler car je ne les connais pas. Ils ont tous pour but d'apprendre à acquérir une sérénité au travers de la méditation et de faire découvrir le pouvoir des mains, capable de transmettre cette force vitale universelle et de dynamiser la force de guérison qui se cache en chacun et chacune de nous. Ils permettent de prendre conscience que nous avons tous cette possibilité de soulager, d'abord nous-mêmes et également les autres.

En 1996, cette formation se déroulait sur deux week-ends d'initiation correspondant au premier et au deuxième degré. Il existait un 3ème degré pour ceux ou celles qui désiraient acquérir le titre de Maître Reiki, donnant la possibilité de transmettre l'enseignement à son tour. Dans le premier, il enseignait essentiellement la position des mains et le temps à passer sur chaque partie du corps à soigner. Dans le second, il était transmis les symboles reçus par Mikao Usui.

Je m'étais inscrite à ces deux séminaires ou initiations car j'espérais y acquérir une sorte de légitimité. Les soins que j'avais donnés jusqu'à présent l'avaient été avec une telle facilité que je trouvais que cela n'était pas tout à fait juste : j'avais une mémoire qui me disait que tout devait s'acquérir par un dur labeur, des années d'enseignement et pas d'un coup de baguette magique. J'attendais beaucoup de ces séminaires et je fus déçue. Lors du premier, j'eus de grandes difficultés à suivre les consignes de l'enseignant. Durant les exercices pratiques, chacun à notre tour, nous prenions le rôle de receveur ou de transmetteur de l'énergie. La personne qui recevait était allongée, habillée et la personne qui transmettait devait poser ses mains régulièrement de la tête jusqu'au pied en les laissant imposer un certain nombre de minutes. Pour moi, cela était impossible : mes mains se soulevaient à quelques centimètres au-dessus du corps de la personne et très rapidement, je recevais dans ma tête : *ça suffit*, ce qui m'indiquait que je devais passer à la position suivante. Ma pratique ne convenait pas du tout à l'enseignant qui y voyait peut-être un refus d'obéissance et il n'arrêtait pas de me dire : *pose tes mains, reviens en arrière...* mais je n'y pouvais rien. Mes mains reprenaient instinctivement la position que j'avais prise depuis ma première expérience avec les oranges et la durée d'imposition était toujours très courte. En réalité, elles désiraient travailler sur le corps éthérique et non sur le corps physique.

Je voulus malgré tout faire le deuxième séminaire car je désirais connaître ces fameux symboles. Là encore, il me fut très difficile de les apprendre et surtout de les mémoriser. À vrai dire, je ne comprenais pas leur utilité. Jésus n'avait pas eu besoin de tout ce décorum. Pour Lui, l'imposition des mains était simple... mais comme je ne suis pas Jésus, je ne comprenais pas pourquoi je refusais cet enseignement. Pourtant, dès les premiers jours de mes contacts avec les Anges, Ils m'avaient expliqué la raison de la facilité avec laquelle je communiquais avec Eux. J'avais déjà fait mon apprentissage dans de nombreuses vies passées et pour l'imposition des mains, il en était de même. J'eus besoin, cependant, de me confier au maître de mon maître, une femme très douce et pleine d'humilité qui me rassura : *je n'avais pas besoin de cet enseignement ni de ces pratiques.*

Je ne voudrais surtout pas que celles et ceux qui me lisent, pensent que je rejette cette méthode. Elle est excellente pour tous ceux et celles qui découvrent leurs *dons* de guérisseurs ou de guérisseuses et qui ont besoin d'apprendre à se connecter à cette Force Supérieure dont nous sommes tous canal. Ces formations permettent également de rencontrer d'autres personnes qui vivent les mêmes découvertes, les mêmes transformations. Certains et certaines utiliseront le Reiki selon la méthode qui leur a été enseignée, d'autres l'adapteront selon leur propre ressenti.

Puis survint un autre évènement, une personne vint me demander de faire un soin à un bébé qui avait une forte fièvre, or celui-ci était dans un département éloigné et il n'était pas question de le déplacer ni que j'aille vers lui. Ce fut le premier soin que je fis à distance. Et cette fois encore, la baisse de température fut presque immédiate. Mon esprit rationnel ne comprenait pas comment ces choses pouvaient se réaliser. Puis finalement, je réussis à le mettre de côté, le principal étant de pouvoir soulager ceux qui le demandaient.

Maintenant, la science a fait de grands progrès : la télépathie s'explique d'abord par la transmission d'ondes électromagnétiques entre le cerveau d'un émetteur et celui d'un récepteur. Des chercheurs se sont rendu compte que ce n'est pas toujours le cas car des sujets télépathes enfermés dans des cages de Faraday, c'est-à-dire imperméables aux ondes, sont encore capables de capter le message émis.

L'explication se trouve dans l'existence d'une autre sorte d'ondes émises également par le cerveau : les ondes scalaires, citées pour la première fois par Nikola Tesla. Très différentes des ondes électromagnétiques qui se déplacent de manière sinusoïdale, ces ondes sont en forme de spirales et capables d'une portée de plusieurs milliers de kilomètres, tout en conservant leur intensité.

Didier Van Cauwelaert dans son livre *Au-Delà de l'Impossible* rapporte que cette même expérience fut réalisée avec des guérisseurs afin de déterminer la nature des ondes cérébrales utilisées durant leur pratique. Également enfermés dans des cages de Faraday, soit des pièces dont les parois arrêtent les ondes électromagnétiques, leur action guérisseuse a pu être enregistrée sur leur patient. L'intention de guérison émise par les guérisseurs est portée par ces ondes scalaires et est reçue par nos cellules dont l'ADN est aussi en forme de spirale.

Il est intéressant de savoir que des médecins commencent à reconnaître l'action des guérisseurs : dans certains services d'urgence des hôpitaux pour les soins aux grands brûlés, médecins et infirmiers peuvent consulter (discrètement ! et ce depuis des années) un *annuaire* des guérisseurs susceptibles d'intervenir et d'être appelés pour soulager les douleurs et même accélérer la cicatrisation. La présence physique du guérisseur n'est pas toujours indispensable et le soin se fait alors à distance. Il en est de même dans quelques services de radiothérapie. D'autres ont remarqué l'action bénéfique des guérisseurs en technique d'appoint. C'est déjà un pas vers la reconnaissance du pouvoir guérisseur des mains.

Mais revenons à cette notion d'ADN ou acide désoxyribonucléique. Il se trouve dans le noyau cellulaire, sous forme de deux spirales contenant toutes les informations nécessaires au fonctionnement de notre organisme. Par comparaison avec un ordinateur, nous dirons qu'il est notre carte-mémoire. D'après les enseignements reçus en canalisation par de nombreux sujets télépathes, ces spirales seraient en réalité au nombre de douze. Alors que je m'interrogeais sur le sujet, voici le message que je reçus en canalisation :

« Il y a bien dans vos cellules douze spirales d'ADN, mais vos outils de prospection optique ne vous permettent pas de les déceler. En fait, elles sont finement collées, de sorte qu'actuellement, vous ne pouvez en voir que deux. Toute l'information, toute la mémoire y est contenue. C'est votre disquette, une disquette si pleine

que vous ne pouvez imaginer toutes les informations qu'elle peut contenir. En ces spirales, tout est enregistré, mémoires d'une vie, mémoires d'autres vies, des vôtres et de celles des autres, mémoire du temps présent et des temps passés ou à venir.

Vous avez tous ces douze spirales mais au fur et à mesure de votre évolution, celles-ci semblent se décoller les unes des autres et vous avez accès à des informations que vous n'aviez pas avant. C'est un peu comme si vous aviez accès à un ordinateur plus performant.

Nous ne pouvons vous en dire plus, vous ne pourriez comprendre car vos outils sont encore limités. Ces explications doivent vous suffire.

Nous ajouterons cependant que toutes les informations contenues dans ces spirales sont importantes et indispensables à votre vie, même si vous n'y avez pas encore accès. Vos savants, qui faute d'humilité pensent que ce qu'ils ne décryptent pas aujourd'hui doit être mis à la poubelle, sans jeu de mots, seraient eux à jeter dans ce récipient, mais il serait bien vite trop plein. Tout est utile dans ce qui vous constitue, même et surtout ce que vous ne connaissez pas aujourd'hui et que vous ne comprenez pas. »

Médecins du Ciel

En 1986, avant la création de l'Association Liberté-Santé 36, j'entrai un jour dans une solderie et au lieu de me diriger vers le rayon des vêtements selon ma première intention, je fus attirée par une corbeille contenant quelques livres d'occasion, vendus par lots de trois. Ma passion pour les livres étant toujours la plus forte, je trouvai rapidement deux livres intéressants et sans aucune conviction, j'en pris un troisième intitulé :

Arigo, le Chirurgien du Miracle

et ne le regrettai pas !

Voici un résumé de la vie de ce guérisseur extraordinaire : José Pedro de Freitas dit Arigo (1918-1971), surnom que l'on peut traduire approximativement par *joyeux péquenot*, naquît au Brésil dans une famille de paysans relativement aisée. Au contraire de ses sept frères, il n'avait aucun goût pour les études et travailla rapidement dans la ferme familiale. Très serviable, il était aimé de tous. Un jour raconte-t-il, il vit *une lumière ronde et claire, tellement brillante qu'elle a failli l'aveugler**.

Puis il commença à faire des rêves étranges, à entendre une voix parlant dans une langue étrangère et surtout à souffrir de très forts maux de tête.

* Toutes les citations en italique proviennent du livre cité ci-dessus.

Après son mariage en 1943, il travailla un temps dans les mines de fer de la région, puis ouvrit un restaurant. Ses rêves, toujours présents, le transportaient dans une salle d'opération où officiait un homme, plutôt chauve, de forte corpulence, parlant d'une voix forte, gutturale qui faisait penser à de l'allemand. Puis l'homme, toujours en rêve, se présenta comme le Docteur Fritz, médecin allemand disant qu'il *observait Arigo et connaissait sa générosité et son amour des hommes. Il l'avait choisi comme intermédiaire vivant pour continuer son œuvre avec l'aide d'autres esprits qui, avant leur mort, avaient été médecins. Si Arigo voulait la paix, il devait se mettre au service des gens malades et angoissés qui avaient besoin de lui. Il devait prendre un crucifix qu'il avait trouvé quelques jours plus tôt dans la ferme de son père et le tenir dans sa main. C'est ainsi qu'il soignerait les malades.*

José Arigo crut qu'il devenait fou mais, fervent catholique comme toute sa famille, il consulta en premier le prêtre de sa paroisse qui le soumit à un exorcisme. Seul le diable pouvait agir ainsi ! Ce qui fut totalement inefficace car la voix et les rêves continuèrent. Arigo hésitait toujours, se demandant ce qui pourrait lui arriver s'il obéissait à cette voix. Or, dès qu'il eut le courage de le faire, les maux de tête cessèrent et les rêves disparurent. Très vite, les malades affluèrent tant il y eut de guérisons.

Sa notoriété grandit encore à partir de 1950, après sa rencontre avec un sénateur du nom de Lucio Bittencourt. Bien que ne travaillant plus à la mine, Arigo était toujours resté très proche de ses anciens camarades, d'autant qu'il avait été le promoteur du premier syndicat de mineurs dans sa région. Le sénateur, en campagne électorale, proposa à Arigo de l'accompagner à une réunion politique qui devait avoir lieu à Belo Horizonte, une grande ville voisine. Luccio Bittencourt était assez soucieux car on venait de lui diagnostiquer un cancer du poumon d'une telle gravité que ses médecins lui avaient conseillé une opération aux États-Unis. Ce qu'il comptait faire à la fin de la campagne électorale.

Bien que fatigués, Arigo et lui, participèrent à un copieux repas bien arrosé avant de gagner leur hôtel. Le sénateur avait des difficultés à s'endormir lorsqu'il vit la porte de sa chambre s'ouvrir. Allumant la lumière, il reconnut Arigo qui s'avançait vers lui, les yeux fermés, un rasoir à la main. Il entendit Arigo parler avec un fort accent allemand, lui disant qu'il y avait urgence et qu'il devait être opéré de suite. Il perdit alors connaissance...

Il se réveilla le lendemain matin avec le vague souvenir d'Arigo entrant dans sa chambre avec un rasoir à la main. Il se sentait extrêmement fatigué et en examinant sa veste de pyjama, il vit qu'elle avait été coupée et était tachée de sang. Dans le miroir, il découvrit dans son dos, une grande incision bien nette avec du sang coagulé. Il se rendit ensuite dans la chambre d'Arigo qu'il réveilla pour lui raconter ce qu'il lui avait fait. Arigo ne se souvenait de rien et n'arrivait pas à croire qu'il avait pu faire une chose pareille mais dut se rendre à l'évidence lorsqu'il vit la cicatrice et les traces sur le pyjama.

Le sénateur alla rapidement consulter ses médecins qui lui apprirent que la tumeur avait disparu ! Il avait été opéré au moyen d'une technique qu'ils ne connaissaient pas. Ils crurent d'abord qu'il s'était rendu aux États-Unis comme ils le lui avaient conseillé. Ils constatèrent qu'il était complètement guéri.

C'est ainsi que José Arigo devint célèbre. Il donna des soins guidé par le Docteur Adolfo Fritz, ce médecin allemand qui lui révéla avoir fait durant la première Guerre Mondiale de cruelles expériences sur des hommes ainsi que des animaux. Après sa mort, regrettant ses actes, il voulait aider à soigner les malades.

Durant vingt ans, Arigo soigna et exécuta des opérations avec un couteau de cuisine, sans anesthésie, sans antiseptique. Les malades ne ressentaient aucune douleur. Il arrêtait les écoulements de sang par sa seule volonté. Il n'y eut aucune infection. Sous dictée, il écrivait des ordonnances très compliquées et recevait jusqu'à 300 malades par jour. Il mourut dans un accident de voiture en 1971.

En apprenant cette mort prématurée, je craignis un instant que le Docteur Fritz ne puisse continuer son aide aux malades. C'était oublier que les âmes, dans le Monde Invisible, ont toujours un scénario de rechange : le Docteur Fritz travaille maintenant avec d'autres guérisseurs.

Dans le récit concernant Arigo, bien qu'il fût guidé par l'esprit d'un médecin, le terme de *Médecin du Ciel* n'a jamais été employé. C'est en 1988, avec la lecture du livre de Maguy Lebrun (1926-2006) : *Médecins du Ciel, Médecins de la Terre* que je découvris ce terme. L'histoire est aussi assez extraordinaire. Maguy était infirmière, Daniel, son mari, comptable. Un soir dans leur chambre, Maguy lisait tandis que Daniel s'était endormi immédiatement. Soudain, elle entendit son mari parler avec une voix de femme ! Cette voix les incitait à changer de vie : il leur était demandé d'organiser des réunions de prières qui seraient également des séances de guérison. Pour que cette demande soit crédible, la voix leur conseilla d'aller dès le lendemain voir des amis qui avaient besoin de leur réconfort.

Bien que très interloqués, ils décidèrent d'obéir à cette voix afin de s'assurer que ce qu'ils avaient vécu était bien réel. Arrivés chez leurs amis, tout semblait aller pour le mieux et ils ne savaient plus que penser lorsque Maguy, s'entretenant seule à seule avec son amie, lui raconta ce qui leur était arrivé la veille. Son amie s'effondra en larmes et lui avoua qu'elle était prête à quitter son mari. Maguy et Daniel étaient arrivés au bon moment pour l'aider à voir plus clair dans sa situation.

À la suite de cet événement, Maguy et Daniel créèrent de très nombreux groupes de prières et de guérison. Maguy était également devenue magnétiseuse travaillant avec des Médecins du Ciel, canalisés par Daniel, en particulier avec Etty qui fut infirmière dans sa dernière vie et avait été médecin dans une autre. Daniel canalisa aussi d'autres médecins, tel le Docteur Laennec*. Maguy a raconté leur aventure dans plusieurs ouvrages et donné de nombreuses conférences. Nous l'avons d'ailleurs fait intervenir à Châteauroux au sein de l'Association Liberté-Santé 36.

Au Brésil, de nombreux guérisseurs travaillent avec les Médecins du Ciel. Il est impossible de les citer tous.

*Docteur René Laennec (1781-1826), médecin français, inventeur du stéthoscope utilisé pour les auscultations.

L'un des plus connus est certainement Joao de Deus et j'ai aussi entendu parler de Valentim. Ce pays est très ouvert à la communication avec les Esprits et dans certains hôpitaux, les médecins collaborent avec les médiums qui leur transmettent les précieux conseils des Médecins du Ciel.

Aux Philippines, de tels guérisseurs sont aussi nombreux, bien qu'ils ne disent pas être inspirés par les Médecins du Ciel. Agpaoa - l'un des guérisseurs philippins les plus connus, en particulier grâce aux livres de la Docteure Janine Fontaine - se référait à son « *Protecteur* ». La guérisseuse Joséphine parle de son « *Esprit-Guide* ». Le guérisseur Alex Orbito vint durant de nombreuses années exercer en Europe. Je peux également citer Paul Altesing, dit Paul de Baguio, qui vient régulièrement travailler dans notre Centre Mexico en Berry. Tous expliquent qu'ils sont un instrument, que ce n'est pas eux qui soignent mais tel que le disait Agpaoa : *la main qui est présente en toutes mains, car Dieu est partout.*

De tels guérisseurs existent dans le monde entier. Pour ma part, j'ai eu l'occasion de rencontrer l'anglais Georges Chapman (1921-2006) qui travailla comme intermédiaire du Docteur William Lang (1852-1937), un ophtalmologiste londonien décédé. Maintenant, leurs fils respectifs ont pris la relève : Mickaël Chapman est le canal du Docteur Basil Lang*.

* cf mon livre « Chouette ! L'Invisible nous parle... », aux Éditions du 7.

En Europe, nous connaissons et avons connu des guérisseurs inspirés et il est impossible de tous les citer. Je pense tout spécialement en France au Maître Philippe de Lyon (1849-1905) qui disait : *Je ne fais rien par moi-même pour vous guérir, je m'adresse au Maître qui est Dieu.* En Allemagne, Bruno Gröning (1906-1959) qui très jeune s'est considéré comme un instrument au service de Dieu, expliquait *qu'il existe une Force Supérieure qui est le fondement de toute vie et peut apporter la guérison.*

Je vais terminer par une expérience personnelle. En 2002, alors que je préparais une conférence sur le thème des Médecins du Ciel, j'eus la surprise de recevoir en canalisation un message du Docteur Bertrand qui, avant son décès, fut durant de nombreuses années notre médecin de famille à Châteauroux.

Voici un extrait de ce premier message : *Je fais maintenant partie de ceux que vous appelez Médecins du Ciel. J'ai retrouvé ici quelques collègues castelroussins, mais tous n'ont pas choisi de vous aider, vous, les médecins ou les thérapeutes de la terre. Certains ont choisi d'inspirer les chercheurs. Ils planchent souvent sur ce que vous appelez maladies nouvelles. Elles ne sont pas si nouvelles que cela mais on ne savait pas les diagnostiquer. Jadis, les gens mouraient sans que l'on sache mettre un nom sur leur maladie. Non, ici ce n'est pas le repos éternel, mais notre ouvrage ne nous fatigue pas et nous sommes si heureux de vous écouter. Courage, vous qui souffrez, ayez confiance en nous. Nous faisons le maximum pour vous aider.*

Maintenant, de temps à autres, il me transmet des conseils de soins et j'ai remarqué qu'il a une affection particulière pour les malades du monde médical. Il est intervenu plusieurs fois, avec des messages pour des médecins qui m'ont contactée, preuve qu'ils ne sont pas tous enfermés dans les dogmes scientifiques.

Pour terminer, il faut admettre que l'on ne choisit pas de devenir médium guérisseur, tout au moins consciemment, car l'on a oublié le choix que notre âme a fait avant de s'incarner. C'est l'Esprit-Guide, le Médecin du Ciel qui choisit le ou la médium avec lequel ou laquelle il va travailler. Je pense même que le contrat était prévu à l'avance dans le Plan divin. Pour l'intermédiaire terrestre, il y a une période initiatique avant la mise en place de la collaboration, avec souvent des soucis de santé ou professionnels tant qu'il n'accepte pas son rôle de guérisseur. Il est souvent nécessaire de dépasser les peurs qui nous viennent de nos vies antérieures.

L'Impossible est Possible

Cet axiome peut être attribué aux guérisons que nous avons l'habitude d'appeler miraculeuses. Elles ont en général lieu à la suite de pèlerinages religieux, tels ceux dédiés à Marie, la Mère de Jésus, que les catholiques vénèrent sous le nom de Vierge Marie ou de Sainte Vierge. L'un des plus connus est celui de Lourdes où en 1858, Marie apparut à la jeune Bernadette Soubirous. Actuellement, plus de 7000 dossiers de reconnaissance de guérison ont été déposés et seuls 70 cas ont été reconnus valides. L'Église répugnant à faire état de phénomènes surnaturels, les démarches, visites médicales, questionnaires y compris sur la vie spirituelle de la personne sont tels que peu de guérisons sont reconnues miraculeuses. D'ailleurs, rebutées par ces démarches, des personnes reviennent guéries et ne demandent pas de reconnaissance officielle. Personnellement, j'ai eu connaissance du cas d'un homme guéri d'une récidive de cancer.

Il est possible aussi d'observer des guérisons hors des lieux d'apparitions, des guérisons spontanées dont sont bénéficiaires des personnes qui n'ont rien demandé. Ce fut le cas au Mexique, lors de l'apparition de Celle nommée la Virgen de Guadalupe. En 1531, c'est-à-dire peu de temps après l'arrivée des Espagnols en ce pays, Marie apparut à un indigène Juan Diego pour lui demander la construction d'une église en son honneur. Entre autres, Elle lui annonça la guérison de son oncle avec lequel il vivait et qui était malade. Ce qui se réalisa immédiatement. Cette apparition amena la création de l'un des lieux dédiés à Marie, les plus fréquentés du monde : la basilique de la Vierge de Guadalupe, située près de la ville de Mexico. Je relate en détails cette histoire dans mon livre *Messagère de Marie* (Éditions du 7).

Je peux aussi signaler le cas en 1875 d'Estelle Faguette à Pellevoisin dans l'Indre. Cette jeune fille était employée de maison chez les châtelains du village, ce qui lui permettait d'assurer la subsistance de ses parents et d'une nièce. Elle avait toujours été de santé fragile mais son état s'aggrava et elle dut s'aliter. Les médecins étaient très pessimistes mais, très croyante, elle eut l'idée d'écrire une supplique à la Vierge de Lourdes et de la faire déposer au pied de sa statue qui se trouve dans le parc du château de Monbel. Elle eut alors 15 apparitions. Lors de la première, Marie lui promit la guérison et lors de la cinquième, elle ressentit de vives douleurs puis se trouva soudainement guérie. Ce petit village est devenu depuis un lieu de pèlerinage.

Mais ici, je ne m'étendrai pas sur les cas de telles guérisons car il est toujours possible de penser qu'elles sont le résultat de la foi, de la croyance des malades. Or il existe des cas de guérisons, comme au Mexique, dans lesquels le psychisme du malade n'intervient absolument pas. J'en citerai deux :

- celui d'Anita Moorjani ;
- celui du Docteur Alexander Eben.

Anita Moorjani, née à Singapour de parents indiens, vit actuellement à Hong Kong. Elle raconte son expérience dans son livre : *Diagnostic Incurable mais revenue guérie à la suite d'une NDE* (Éditions Trédaniel). Elle luttait depuis 4 ans contre un cancer lymphatique quand en 2006, elle sombra dans le coma. Les médecins prévinrent sa famille qu'elle était en phase terminale et qu'il ne lui restait que quelques heures à vivre. Durant ce coma, elle fit une NDE (Near Death Experience, c'est-à-dire en français une *Expérience de Mort Imminente)*, dont elle revint entièrement guérie. Son cancer avait totalement disparu ! Le plus important dans cette histoire est qu'elle revint à elle totalement transformée et témoigne depuis de la survivance de l'âme : la mort n'existe pas.

Le cas du Docteur Eben Alexander, américain, est encore plus extraordinaire. Cet américain, Professeur de chirurgie spécialisé en neurochirurgie, exerça dans différents hôpitaux aux États-Unis dont celui de la faculté de médecine de Harvard où il opéra de nombreux patients ayant de lourdes pathologies du cerveau. Il n'avait jamais attaché d'importance aux récits de certains lui relatant des NDE qu'il prenait pour des fantasmes, des hallucinations.

Sa vie bascula en novembre 2008, à l'âge de 54 ans lorsqu'il fut atteint d'une méningite bactérienne extrêmement rare qui le plongea dans le coma. Son pronostic vital était totalement engagé et en cas de survie, il risquait de rester en état végétatif. Au 7ème jour de coma, alors que les médecins pensaient qu'il était inutile de continuer les soins, il ouvrit les yeux et revint totalement à la vie. Il relata son histoire : une merveilleuse NDE dans le livre *La Preuve du Paradis* (Éditions Trédaniel).

Voici la conclusion du compte-rendu médical fait par l'un des médecins, le docteur Scott Wade :

Le Docteur Alexander s'est présenté à l'hôpital avec des crises d'épilepsie et un état mental manifestement altéré, deux facteurs de risque pour des complications neurologiques, voire la mort (mortalité supérieure à 96%). En dépit d'un traitement antibiotique rapide et agressif pour sa méningite à E. coli et de soins continus en unité de soins intensifs, il est resté dans le coma six jours et l'espoir d'une guérison rapide s'est évanoui (mortalité supérieure à 90%). Puis, le septième jour, le miraculeux s'est produit - il a ouvert les yeux, est devenu lucide, et a été rapidement débarrassé du respirateur. Le fait qu'il ait pu bénéficier d'un rétablissement intégral de son état après un coma de près d'une semaine est absolument remarquable.

C'est remarquable, certes, mais véritablement miraculeux. Il devait vivre cette expérience pour pouvoir témoigner de la survivance de l'âme. Il l'explique ainsi :

Pendant que j'étais dans le coma, mon cerveau ne fonctionnait pas incorrectement. Il ne fonctionnait pas du tout... Et pourtant ... j'avais été vivant et conscient, vraiment conscient, dans un univers caractérisé avant tout par l'amour, la conscience et la réalité. Pour moi, il n'y avait simplement pas de discussion possible... Ce que j'avais éprouvé était plus réel que la maison dans laquelle je me trouvais, plus réel que les bûches qui brûlaient dans la cheminée. Et cependant, il n'y avait pas de place pour cette réalité dans la vision du monde scientifique formatée par la médecine que j'avais mis des années à acquérir.

Mon désir profond, plus que tout le reste, était d'utiliser mon expérience pour, autant que possible, aider les autres. Plus mon esprit scientifique revenait et plus je voyais combien ce que j'avais appris pendant des décennies d'école et de pratique médicale était radicalement en conflit avec ce que j'avais vécu, plus je comprenais que l'esprit et la personnalité (comme certains l'appellent, notre âme ou esprit) continuent d'exister au-delà du corps. Je devais raconter mon histoire au monde. »

L'histoire du Docteur Alexander montre vraiment que tout est possible. Son âme avait choisi ce parcours professionnel en tant que neurologue pour qu'il puisse analyser de façon rationnelle tous les états par lesquels il allait passer durant ce long coma ; puis, il devait retrouver la vie afin de témoigner de la survivance de la conscience en dehors du cerveau. Il était nécessaire qu'il revienne à la vie afin de prouver que l'impossible est possible !

Vies antérieures

Grâce à l'enquête entreprise en 1985, je me suis intéressée aux philosophies orientales et je découvris ainsi le principe de la réincarnation. Ce fut pour moi une véritable révélation. Dans mon enfance, les enseignements sommaires que je recevais des dogmes catholiques m'avaient tout de suite paru totalement illogiques. Je ne comprenais pas ce que Maman m'apprenait : qu'il existait au Ciel un Père très bon, qui nous aimait et qui pouvait cependant nous envoyer brûler en enfer à la moindre bêtise.

La vie mouvementée qui fut longtemps la mienne m'avait empêchée de m'appesantir sur cette question et soudain, j'apprenais que des millions de personnes de par le monde pensaient qu'il n'en était pas ainsi. Je découvris une théorie totalement logique : nous avons plusieurs vies durant lesquelles nous travaillons sans cesse pour nous améliorer, c'est ce que l'on nomme notre évolution spirituelle. Enfin, il en était fini du mythe d'une seule vie qui, selon nos mérites, nous conduirait au paradis, au purgatoire ou en enfer. L'accès au paradis, qui jusque-là me semblait réservé à une élite dont je ne ferai jamais partie, me semblait maintenant accessible à tous. Il y avait une Justice divine !

Cette nouvelle vision de nos vies m'apportait l'explication de certains rêves récurrents dans lesquels je me voyais vivre dans un pays de petite montagne, près de la mer, toujours habillée d'une grande robe noire, parfois cheminant à cheval ou dans une carriole tirée par un cheval. Je compris qu'il s'agissait de la mémoire d'une vie passée en Corse. Adolescente, l'une de mes lectures favorites avait été *Colomba* de Prosper Mérimée, dont l'histoire se déroulait sur cette île. Depuis mon premier voyage en Corse, j'avais toujours autant de plaisir à y retourner pour les vacances : j'y étais chez moi ! Je ressentis aussi la même sensation en découvrant les régions mayas du Mexique. Il existe en nous des mémoires de nos vies passées qui se réveillent à un moment ou à un autre.

Ces mémoires nous permettent d'expliquer certains symptômes apparemment inexplicables. Des personnes peuvent ressentir des douleurs sans aucune raison logique. Lorsqu'après avoir éliminé toutes les causes possibles par des examens médicaux, essayé de nombreux traitement et être sûre de ne pas être hypocondriaque, la cause peut se trouver dans une mémoire de vie passée.

Voici un message reçu à ce sujet en télépathie en février 2002 :

«*Nous allons vous expliquer le principe de remontée des mémoires karmiques. Vous le savez, tout est mémoire, tout est en mémoire dans chaque cellule de votre corps. Heureusement pour vous, elles ont mis leur mémoire en sommeil car, c'est vous qui ne pourriez plus trouver le sommeil si toutes vos mémoires de toutes les vies passées étaient réveillées. Parfois, parce que cela est nécessaire pour que vous fassiez des recherches sur vous-mêmes ou sur certaines thérapies, une mémoire se réveille et là, la médecine actuelle n'y comprend rien et même rien de rien. Si vous vous révélez un chercheur acharné, un jour ou l'autre, vous arriverez à trouver l'origine de cette douleur et la façon de la faire partir. Sinon, vous allez devenir une excellente cliente pour l'industrie pharmaceutique. »*

Voici deux exemples :

Le premier est le cas d'une jeune femme qui m'expliqua ressentir régulièrement une douleur dans l'épaule droite. Les radios n'avaient rien montré d'anormal et elle n'avait pas d'arthrose. Ayant demandé d'être éclairée sur la raison de ses douleurs, Je reçus des Anges l'explication suivante : dans une vie au temps des Romains, elle était une jeune chrétienne qui n'avait pas voulu renier sa foi. Elle avait alors été traînée par un cheval dans l'arène, attachée par le bras droit jusqu'à ce que mort s'ensuive. C'était cette mémoire qui s'était réveillée. La solution proposée par les Anges était de lui gommer cette mémoire. Avec son accord, je lui fis plusieurs soins et la douleur ne revint jamais.

Le deuxième cas est celui d'une femme d'une quarantaine d'années. Depuis quelques temps, elle prenait régulièrement du poids sans aucune raison apparente. Après avoir consulté médecins et différents thérapeutes, elle me fut adressée par un acupuncteur car lui aussi, était incapable de réguler cette prise de poids.

Les Anges m'indiquèrent que dans une vie passée elle avait été un sumo et qu'elle gardait en mémoire que *pour être respecté, il fallait* être très gros. Je reçus en même temps le protocole de soins pour gommer cette mémoire, soit un soin mensuel durant six mois. En adressant la réponse à cette femme que je ne connaissais pas, je me demandais quelle allait être sa réaction !

Quelques jours plus tard, cette femme m'appela en riant et m'expliqua que le message ne l'avait pas si étonnée que cela car depuis quelque temps, chaque matin, elle disait à son mari : *si cela continue, tu vas bientôt vivre avec un sumo !* Tout alla bien, cette femme ne prit plus de poids mais après le sixième et dernier soin, elle me signala avoir passé une nuit épouvantable : ses mâchoires grinçaient à tel point qu'elle se cassa une dent. Pourquoi cette réaction alors qu'elle n'en avait eu aucune lors des précédents ? La réponse fut étonnante : *cette femme vient de revivre son dernier combat en tant que sumo. Quand on va perdre, on serre des dents pour ne pas montrer son désespoir.*

L'un des premiers grands médiums à transmettre des récits de vies passés fut sans nul doute Edgar Cayce (1877-1945) qui pourtant, n'avait pas été élevé dans la croyance en la réincarnation. En état d'auto-hypnose, il transmettait à ses consultants ce qu'il appelait des lectures d'âmes. Il avait accès à ce que l'on n'appelait pas encore champs morphiques ou inconscient collectif mais était connu dans les milieux ésotériques sous les noms d'Akasha* ou de mémoires akashiques.

* Akasha en sanscrit signifie la substance subtile, l'Éther.

Actuellement, de plus en plus de médiums ont accès à ces mémoires et peuvent ainsi aider ceux qui en souffrent.

Certains médecins en arrivent même à admettre l'impact de nos vies passées sur notre vie actuelle, tel le médecin suisse Christian Tal Schaller*. Constatant que des maladies résistaient à tous les traitements connus, il pensa que la cause pouvait se trouver dans l'inconscient du malade et découvrit qu'elle ne se situait pas dans l'enfance ou dans la vie fœtale mais bien dans une vie passée. Il a mis au point une méthode qu'il nomme Psychothérapie Spirituelle et aide le malade à se débarrasser de cette mémoire encombrante, voire invalidante.

* Médecin suisse, Christian Tal Schaller, ardent défenseur des médecines naturelles, conférencier, auteur de nombreux livres et créateur des éditions *Vivez Soleil*. Je viens de découvrir qu'un site de recherches internet très utilisé le range dans les conspirationnistes ! Ce même site écrit que les recherches de Beljanski sont controversées et la doctrine du docteur Hamer y est qualifiée de charlatanisme ! Le Professeur Raoult, lui, est traité d'iconoclaste soit, suivant le dictionnaire Larousse, ennemi de toute tradition ! Je m'aperçois que ce site que j'espérais impartial a vite fait de cataloguer ceux qui n'adhèrent pas aux doctrines officielles.

Influence des Sons

Je fus un jour contactée par la maman d'une jeune fille, inquiète du brusque changement de comportement de sa fille. Je reçus alors un message explicatif de son Ange-Gardien : cette jeune fille fréquentait depuis peu une discothèque et la musique écoutée déstructurait ses corps subtils, permettant à certaines entités malintentionnées de l'Invisible de s'infiltrer dans son esprit. Ce message continuait ainsi :

Le son, les vibrations sonores, toutes les vibrations jouent sur vos plans subtils. Comme le son peut guérir, le son peut aussi tuer comme les peuples qui connaissent encore les traditions ancestrales le savent. Ce n'était pas par jeu ou par simple hasard si les Indiens poussaient certains cris avant de partir au combat. Ces sons agissaient sur le cerveau de ceux qu'ils cherchaient à anéantir. N'est-ce pas non plus par un son particulier que les tibétains aident les corps subtils à se séparer du corps physique au moment de la mort ? Tout ceci, vos civilisations occidentales l'ont oublié depuis bien longtemps.

Nous avons tous remarqué que certaines musiques calment et d'autres au contraire, énervent. La musique est tout d'abord perçue par les oreilles mais elle agit ensuite sur tout le corps puisqu'elle déclenche des émotions. Le nerf auditif la conduit au cerveau dans une zone bien définie nommée cortex auditif, qui l'analyse avant de la transmettre à la partie limbique du cerveau, c'est-à-dire celle qui envoie les émotions.

Des études scientifiques ont montré que l'écoute d'une musique douce produit la sécrétion d'un neurotransmetteur : la dopamine, souvent appelée l'hormone du bonheur. D'autres études ont prouvé que l'écoute d'une musique relaxante non seulement réduit le stress mais est également un antidouleur. Il en est de même de la pratique du chant.

Chaque son est caractérisé par une fréquence. Celle de 528 Hz qui *correspond à la note de musique Mi, est considérée comme la fréquence de l'amour* universel et de la guérison. Cette fréquence fait partie d'une gamme particulière appelée *Solfeggio*, solfège ancien ou solfège sacré. Cette Note n'est jamais jouée ni entendue dans notre musique moderne !!* Des biologistes ont démontré son action réparatrice sur de l'ADN déstructuré. Le professeur Léonard Horowitz de l'Université de Harvard a travaillé sur le pouvoir de guérison de certaines vibrations sonores. L'ingénieur André Simoneton**, quant à lui, a étudié durant plus de 30 ans la fréquence des virus et révélé leur très basse fréquence. D'où l'importance pour chacun d'entre nous, d'élever autant que possible, notre propre fréquence vibratoire afin d'en être protégé.

* cf le site internet d'Anthony Doux : desmusiquespourguérir.com.
** Voir son livre : *Radiations des Aliments, Ondes Humaines et Santé* paru en 1990 aux Éditions Trédaniel.

Les sons ne sont donc nullement anodins et leurs effets sur l'organisme étaient reconnus de façon empirique, depuis la nuit des temps par les Anciens. Les traditions orientales les utilisaient et les utilisent encore de façon répétitive au travers de la récitation de *mantras*. La décomposition de ce mot sanscrit indique son action sur l'organisme. La syllabe *man* est issue du mot *massana* qui signifie pensée constante et du mot *tri* signifiant *être libéré*. Un mantra est constitué d'une seule ou de plusieurs syllabes qui, répétées, apporte sérénité au mental.

Dans le livre d'André Van Lysebeth, *J'apprends le Yoga*, l'auteur recommande la récitation du plus connu des mantras :

Répétez le son de base... qui sera votre mot de puissance, OM ou AUM. Concentrez-vous sur ce mot qui existe depuis le commencement.

Ne lit-on pas dans la Bible : *Au commencement était le Verbe*... et dans les Upanishad (texte sacré de l'hindouisme) : *Au début de la Création est la syllabe AUM* ?

Il existe des mantras plus complexes tel le célèbre mantra tibétain *Om manipadmé hum* qui invoque la compassion de Bouddha, ou de mantras plus simples avec la récitation de voyelles. Pour ma part, lorsque j'ai besoin de calmer mon mental, j'utilise aussi la répétition du début de la prière à Marie : *Je vous salue Marie, pleine de grâces.* Le mot *merci* est également un mantra très puissant.

De nombreux chercheurs ou musiciens se sont penchés sur l'effet des sons sur nos organes. J'ai retenu en premier les explications du Docteur Leser-Lasario, une référence dans le monde du Yoga, telles que citées dans le livre d'André Van Lysebeth : *Ses travaux ont établi, avec une rigueur scientifique absolue, que l'émission de voyelles durant l'expiration provoquait un auto-massage vibratoire des organes. Ces vibrations atteignent les tissus les plus profonds et les cellules nerveuses : la circulation sanguine s'intensifie dans les tissus et organes. Les glandes à sécrétion interne, qui déversent leurs hormones directement dans le sang et la lymphe, sont stimulées… Le sympathique et le nerf vague n'échappent pas à l'influence bénéfique des vibrations vocales. La musculature de l'appareil respiratoire se trouve à la fois relaxée et fortifiée. La respiration s'amplifie et avec elle l'apport d'oxygène dans tout le corps… Les expériences de Leser-Lasario ont prouvé que le corps tout entier se relaxe sous l'effet de ce vibro-massage interne qui… libère des inhibitions, dépressions et complexes d'infériorité en harmonisant tout le psychisme.*

Les recherches de la cantatrice française Marie-Louise Aucher (1908-1994) sont particulièrement intéressantes puisqu'elles permirent l'établissement d'une méthode qu'elle appela Psychophonie. Ses découvertes découlent de son expérience professionnelle, d'une part en tant qu'enseignante de pose de voix auprès des chanteurs de chorales religieuses et d'autre part, de ses observations de l'effet du chant sur des enfants présentant diverses pathologies. À l'hôpital Bichat de Paris, elle travailla avec des enfants ayant un léger déficit mental et à l'hôpital Trousseau, également à Paris, avec des enfants présentant des retards de croissance.

Dans les années 1960, elle fut à même d'établir des correspondances entre les sons et les différentes parties du corps humain. Ses découvertes sont basées sur le principe de résonance des matériaux qui se mettent à vibrer spontanément lorsqu'ils reçoivent un son de fréquence adéquate. Elle remarqua que le squelette humain présente trente-quatre plaques de résonance, chacune possédant sa propre fréquence et que l'échelle des sons sur le corps humain présente quatre octaves répartis sur ces plages de résonance depuis les pieds jusqu'à la tête. Ainsi une note de basse fréquence entrera en résonance avec une partie inférieure du corps alors qu'une note de haute fréquence résonnera avec une partie supérieure de celui-ci. Ceci permet de comprendre que les sons ne sont pas seulement perçus par les organes auditifs mais par l'ensemble du corps.

Ses travaux intéressèrent quelques grands noms de la médecine. Tout d'abord, le Docteur Martiny, professeur à l'École d'Anthropologie de Paris qui remarqua une correspondance avec les points d'acupuncture, puis les professeurs Baruk (1897-1999), psychiatre et Chauchard (1912-2003), spécialiste du cerveau. Malgré le soutien de telles sommités, ses travaux n'attirèrent guère l'intérêt du milieu scientifique et médical français alors qu'ils furent reconnus à l'étranger et en particulier au Canada qui, à plusieurs reprises, lui offrit l'opportunité - qu'elle refusa toujours - de poursuivre ses recherches dans ses établissements universitaires et hospitaliers.

Elle fit paraître plusieurs ouvrages dont *l'Homme Sonore* en 1977, créa en 1980 l'Association Nouvelle de Psychophonie ; en 1985, déposa le nom Psychophonie Marie-Louise Aucher et forma des élèves qui, à leur tour, devinrent formateurs. Après son décès, ses descendants créèrent *l'Association des Descendants de Marie-Louise Aucher* qui donne cette définition de la Psychophonie :

La Psychophonie est une démarche auto-expérimentale d'harmonie physique et psychique, utilisant, à la faveur de la voix parlée et chantée, les correspondances entre l'homme, les sons, les rythmes et le verbe.

Ce sont les travaux d'un autre français qui ont retenu également mon attention. Joël Sternheimer, né en 1943, également connu sous le nom de chanteur Évariste, montra très jeune de l'intérêt non seulement pour les mathématiques mais également pour la musique. Il commença des études scientifiques à Lyon avant de les continuer à la Faculté des Sciences de Paris. En 1964, après l'obtention d'une licence de mathématiques ainsi qu'un diplôme supérieur de mathématiques approfondies, il devint assistant à la prestigieuse Université de Princeton aux États- Unis. En 1966, il soutint une thèse de Doctorat en physique théorique et fut obligé de rentrer en France, son poste à Princeton ayant été supprimé à la suite de restrictions budgétaires dues à la guerre du Vietnam.

Durant ces années d'études, il avait composé de nombreuses chansons dont il faisait profiter son entourage. Il décida alors de se consacrer à la musique, son autre passion. De 1967 à 1975 environ, il connut une certaine notoriété sous son nom de scène, Évariste, nom choisi en référence à un mathématicien du 19ème siècle : Évariste Gallois. Il enregistra plusieurs disques à succès dont les recettes lui permirent durant quelques années de continuer ses recherches scientifiques en tant que chercheur indépendant. À partir de 1984, il fut conseiller scientifique du Comité des Sciences de la Villette, puis directeur de séminaires au Collège International de Philosophie puis à l'Université Européenne de la Recherche à Paris, avant de devenir président Fondateur de l'Association des Chercheurs Indépendants.

En 1992, Joël Sternheimer déposa un brevet intitulé *Procédé de régulation épigénétique de la synthèse des protéines par résonnance d'échelle,* qui explique l'influence de la musique sur les organismes vivants. Ses travaux font intervenir des notions de physique quantique et de biologie.

Pour faire simple, je rappellerai l'existence dans notre organisme d'éléments de base nommés acides aminés. Au nombre de plusieurs centaines, 22 d'entre eux sont dit protéinogènes, c'est-à-dire capables de s'unir pour former des protéines, composants essentiels des cellules, qu'elles soient animales ou végétales. Joël Sternheimer a découvert qu'au moment de la formation des protéines, les acides aminés émettent un signal sonore caractéristique, inaudible par l'oreille humaine, appelé onde d'échelle en physique quantique. Celle-ci permet de calculer la fréquence vibratoire de ce signal. Une fois cette fréquence connue, un simple calcul mathématique permet d'assimiler ce signal à une note de musique. Joël Sternheimer a également découvert que les ondes d'échelle produites lors de la formation des protéines ont des intervalles similaires à ceux de la gamme musicale. Il devient alors possible de découvrir la musique de la protéine étudiée ! Joël Sternheimer appela cette musique *Protéodie* de la contraction des deux mots : Protéine et Mélodie. Par des transpositions d'octaves, les protéodies peuvent être rendues audibles à l'oreille humaine.

Ces recherches, tout d'abord effectuées en collaboration avec Pedro Ferrandiz, biologiste et ingénieur agroalimentaire, les amenèrent à effectuer leurs premières expériences dans le monde végétal. La première expérience, menée en 1994, fut réalisée sur des plants de tomates afin d'étudier leur réaction à la sécheresse. Une partie des plants *écoutait* la protéodie stimulant l'acide aminé de la protéine anti-sécheresse durant trois minutes par jour tandis que la seconde partie des plants ne recevait que de l'eau. Au bout de deux semaines, les feuilles des premiers étaient toujours vertes alors que les seconds devenaient secs malgré l'apport d'eau. Des expériences similaires furent réalisées en 1996 au Sénégal avec le même résultat concluant. Les plants arrosés deux fois par jour mesuraient un mètre de haut, les tomates étaient petites, peu nombreuses et attaquées par les insectes tandis que ceux qui avaient écouté la protéodie et n'avaient été arrosés qu'une fois par jour, mesuraient un mètre soixante-dix et présentaient de grosses tomates bien juteuses.

La conclusion évidente est qu'une mélodie appropriée peut agir sur les protéines des organismes, elle peut les stimuler ou les inhiber. Les applications de ces découvertes commencent à voir le jour en agriculture car elles peuvent éviter l'usage des produits chimiques. Elles sont déjà utilisées dans certains vignobles, dans le maraîchage ou l'élevage. Il est évident aussi que ces mélodies pourraient être utilisées pour notre santé. Des études sont en cours afin de constater leurs effets sur les virus et bactéries. Des résultats positifs ont déjà été relevés sur des cellules cancéreuses.

La conséquence de ces travaux, écrit Jacques Collin dans son livre *L'Eau delà de l'Eau*, *démontre qu'il est possible de guérir un désordre physiologique non pas en éliminant le virus mais en dialoguant avec lui.*

D'ailleurs de façon empirique, l'action de certaines musiques sur l'organisme humain avait déjà été constatée, ce que démontre maintenant Joël Sternheimer de façon scientifique. Ainsi, les huit notes du Canon de Pachelbel correspondent à une protéine anti-stress* tandis que la phrase *J'ai trouvé l'eau si belle* de la chanson *« À la Claire Fontaine »* dénitrifie l'eau. L'andante du premier acte du lac des Cygnes de Tchaïkovski inhibe quant à lui la synthèse de la tuberculine.

Je pourrai aussi parler de la méthode Tomatis, mise au point par le Docteur Tomatis (1920 -2001), oto-rhino-laryngologiste français. Cette méthode utilise les sons, généralement de musique classique, pour la rééducation des troubles de la voix et de l'audition.

* d'après le livre de Jacques Collin cité ci-dessus.

Autrement dit, actuellement les découvertes scientifiques sont en train de valider les enseignements des Sages de toutes les Traditions qui, reliés à une Connaissance Universelle, ont recommandé la pratique des chants sacrés, des mantras et l'écoute de certains sons (bols chantants, cloches, clochettes, gongs et carillons...).

Ne voit-on pas certains services hospitaliers proposer en soins palliatifs des plages de Sonothérapie ?

Cinquième partie

Mon Chemin de Guérison

" Le médecin ne peut guérir personne,
seul le malade peut se guérir.
Le médecin a la tâche de le remettre sur les rails
sans lui nuire."

Docteur Bernard Woestelandt

Revenons-en maintenant à mon parcours vers la guérison. Dans cette cinquième partie, je relate le déroulement des dix-huit mois qui suivirent le diagnostic, jusqu'à la constatation de la guérison. Ce récit résulte de la consultation de notes écrites assez régulièrement et de celles des agendas dans lesquels j'ai consigné tous les rendez-vous : consultations à l'hôpital ou chez des thérapeutes, sorties, courses, visites de la famille ou d'ami-e-s. En ce qui concerne les évènements dont je n'ai pas gardé de souvenir, ils me furent racontés par mes enfants ou par Isabelle.

J'ai ainsi pu distinguer quatre périodes :

- La première ou l'Avant-Retraite d'octobre 1999 à mars 2000, période durant laquelle je commence à me soigner tout en continuant à travailler.

- La seconde ou l'Après-Retraite d'avril à septembre 2000 : période après la fermeture de la librairie où je peux enfin penser uniquement à ma future guérison et aux moyens d'y arriver ; cela jusqu'à l'épisode de l'œdème de Hamer.

- La troisième ou l'Entêtement d'octobre 2000 à avril 2001, période la plus difficile jusqu'à l'acceptation de l'opération.

- La quatrième ou le retour progressif à la vie de mai 2001 à fin 2001.

Première période : L'Avant Retraite
Octobre 1999 à Mars 2000

Le diagnostic venait de tomber. Je m'y attendais tellement que ce ne fut pas un choc comme cela peut l'être pour beaucoup. J'envisageais sereinement l'avenir : il s'agissait d'une expérience, d'une nouvelle expérience. Mon parcours au travers de l'Association Liberté-Santé 36 m'avait permis d'admettre que la maladie n'est pas due au hasard mais à un déséquilibre corps-âme-esprit. Dès avant la confirmation du diagnostic, j'avais décidé qu'en cas de cancer, je n'accepterais pas immédiatement l'opération et ses suites : chimiothérapie et/ou radiothérapie.

Je savais qu'enlever immédiatement l'organe malade ne résoudrait pas le conflit ayant apporté la maladie. Au cours de ces dernières années, j'avais eu l'exemple de personnes opérées d'un premier cancer qui avaient repris une vie normale et en développaient un autre quelques années plus tard, celui-ci souvent mortel. C'est peut-être la raison pour laquelle les médecins ne parlent pas de guérison mais de rémission.

Je devais donc réfléchir afin de trouver l'origine de cette maladie. Si je voulais guérir, il me faudrait en trouver la cause. Il y avait certainement une situation qui ne me convenait pas, je dirais plus, situation qui ne convenait pas à mon âme. Donc il me fallait la découvrir et une fois découverte, il me faudrait soit l'accepter, soit la changer si cela était possible.

De plus, avec Liberté-Santé 36, par les livres que je diffusais à la librairie et les rencontres que j'avais faites, je savais que la guérison était possible avec d'autres thérapies que la médecine conventionnelle. Lors de mon enquête sur les phénomènes parapsychologiques, j'avais toujours expérimenté avant d'en accepter la réalité. Le temps était venu pour moi, grâce à ma maladie, d'expérimenter méthodes et théories qui m'avaient intéressée.

J'étais d'autant plus sereine que la nuit précédant le résultat de la biopsie, j'avais reçu un message des Anges alors que je n'avais plus rien capté depuis la fin de l'été. Ils confirmaient : *Tu es très malade, tu le sais. Fais-Nous confiance, tu vas t'en sortir car Nous avons encore besoin de toi.* Ils avaient également ajouté que je ne pourrais plus communiquer avec le Monde Invisible durant quelque temps car je devenais trop faible pour le faire.

Pour le moment, le temps n'était pas encore à l'introspection, l'urgence était de garder suffisamment d'énergie pour assurer mon travail à la librairie. J'avais déjà mis le magasin en vente depuis quelques mois mais nul ne semblait intéressé par la reprise d'une telle librairie. Je me souviens cependant d'une personne qui se présenta avec le profil idéal mais qui, à mon grand étonnement, ne donna pas suite à son projet. J'en eus l'explication quelques années plus tard lorsque je la rencontrai lors de l'une de mes conférences. Je lui avais fait peur ! Elle avait de petits soucis de santé et j'avais l'air tellement épuisée qu'elle pensa que tenir une librairie serait au-dessus de ses forces.

Dès ma sortie de l'hôpital, après l'annonce du diagnostic, je pris la décision de me taire. Seuls quelques amis proches seraient mis dans la confidence. Je décidai donc d'en parler uniquement à des personnes de confiance et surtout à celles capables de respecter mon choix, et qui ne risqueraient pas de me déstabiliser. Car, il était certain que j'allais devoir faire des choix. J'avais déjà éliminé en premier lieu l'opération et tout traitement chimique mais les thérapies dites non conventionnelles étaient si nombreuses qu'il était nécessaire aussi de faire du tri. Et puis, moins il y avait de personnes au courant, moins je recevrais de pensées négatives. Je m'étais aperçue que le mot *cancer* faisait parfois très peur car souvent assimilé à mort inéluctable. Donc, moins j'en parlerais, mieux cela vaudrait. Même mes enfants ne furent pas immédiatement au courant. Pour eux, la raison en était autre : je ne voulais pas les inquiéter. Je leur avais parlé d'anémie et je voulais leur dire la vérité, seulement une fois sûre et certaine que personne ne pourrait me faire changer de décision.

Lors de la consultation avec la Docteure Wadoux, nous avions établi un début de stratégie, à savoir que je viendrais en consultation un jeudi matin par mois pour faire le point : étudier les résultats de mes analyses de sang, tester les huiles essentielles, etc... Ce même jour, je passerais une échographie de contrôle avec une autre docteur. Elle m'avait également conseillé des séances de

Fasciathérapie (voir page 137), technique dans laquelle elle s'était formée mais je l'ai déjà dit, elle ne se sentait pas encore prête à prendre des malades en charge dans ce domaine. Le week-end suivant, elle devait justement rencontrer Jean-Jacques Hantraye, son formateur, lui parler de moi et lui demander de me fixer un rendez-vous. Malheureusement son agenda était plein jusqu'au mois de janvier suivant mais il eut ces paroles : *si le Ciel veut que je m'occupe d'elle, il y aura un désistement.* Et il y eut un désistement pour la semaine suivante !

Pour ce premier rendez-vous avec Monsieur Hantraye, je partis seule à La Flèche dans la Sarthe, à environ 180 kilomètres, soit à trois heures de route de chez moi sans faire de pause. Je n'avais pas eu le temps de me documenter sur cette technique que je ne connaissais que de nom mais j'avais décidé de faire confiance. Avoir obtenu un rendez-vous aussi facilement indiquait que j'avais fait un bon choix. Monsieur Hantraye n'était pas causant et cela me convenait très bien. Je restai près d'une heure sur sa table de massage, sans me poser de questions, juste confiante. Son bureau était petit, agréable et je m'y sentais bien. Par contre, je n'avais pas prévu que le retour serait aussi difficile. La séance m'avait extrêmement fatiguée et je fus obligée de m'arrêter plusieurs fois pour me reposer. Je devais aussi y retourner chaque mois et je me par la suite accompagner par un ami, ce qui me permettait de dormir durant tout le trajet de retour.

Les échographies étaient réalisées par la Docteure Dominique Turpin, qui lors des premiers examens, ne pouvait s'empêcher de recommander une rapide opération. À chaque fois, je répétais que je n'étais pas encore prête. La grosseur faisait déjà huit centimètres et, à son avis, elle allait forcément encore grossir. Un jour, je lui posai la question :

- *Pourquoi pensez-vous qu'elle ne peut diminuer ?*

- *Parce que cela ne s'est jamais vu !* répondit-elle.

- *Vous ne pourrez jamais le voir puisque vous les enlevez avant !*

Ma logique étant imparable, elle n'insista plus.

Dans le même temps, j'avais emménagé dans un petit village : Bouges-le-Château. Heureusement, Isabelle (Frogé) resta une semaine en Berry et organisa mon déménagement. En effet, j'étais bien incapable physiquement d'en assumer seule les préparatifs et l'installation dans une nouvelle maison. Être installée à la campagne était certes très agréable pour les week-ends mais avait l'inconvénient ,dans la semaine, de rallonger considérablement mes journées de travail de par le temps de trajet : environ une heure et demi, aller-retour.

J'avais prévenu Hunbatz Men, chaman maya, qu'en 2000, je ne pourrais organiser de voyage au Mexique comme je le faisais chaque année depuis quatre ans. À l'annonce de ma maladie, il m'avait conseillé, afin de recevoir de l'énergie, de chanter le mantra Kin qui signifie Soleil, tous les matins, vingt et une fois face au soleil. J'étais d'accord pour le faire mais rester devant le soleil avant de prendre la route m'aurait obligée à me lever plus tôt. J'avais donc adapté les choses à ma façon : je chantais des Kin le matin tout le long du trajet ainsi que le soir lors du retour. J'avoue que cela me permit d'assumer plus facilement ma journée de travail et de rentrer sans trop de peine.

À partir de novembre 1999, la Docteure Wadoux commença à insister pour que j'arrête de travailler. D'après elle, les soins de Jean-Jacques Hantraye ne serviraient à rien sans repos. J'étais d'autant plus d'accord avec elle que je savais aussi que je devais réfléchir aux causes de cette maladie et je n'en avais vraiment pas le temps. Comment faire ? Le bail du magasin courait encore pour deux ans et comment en assumer les charges si je le fermais, donc sans rentrées financières ? Ce fut Dominique, une amie, qui m'apporta une solution : si je prenais ma retraite, je pourrais résilier mon bail plus tôt. Je n'aurais plus que six mois de loyer à payer. C'était déjà moins que 48 mois mais cela restait une charge importante.

J'entamai aussitôt les démarches nécessaires auprès de mes caisses de retraite mais n'ayant pas assez de trimestres cotisés, il me fut conseillé de rencontrer un médecin-expert afin être reconnue inapte au travail. Dans un premier temps, celui-ci déclara que j'étais tout à fait capable de travailler puisque je continuais à ouvrir la librairie. Comme je lui demandai de quoi j'allais vivre si je ne touchais pas de retraite, il trouva une solution géniale : puisque j'avais trois enfants, ils n'auraient qu'à subvenir à mes dépenses ! Je sortis furieuse de son cabinet et mentalement je le traitais de tous les noms d'oiseaux possibles. Puis, comme toujours, je me suis calmée et le soir même, je rédigeai une lettre que je déposai dans sa boîte aux lettres. J'expliquai qu'il avait pris sa décision parce qu'il ne connaissait pas les obligations de travail d'une commerçante, à savoir : devoir encore durant plusieurs mois payer un loyer pour un local qu'elle n'exploitait plus. Je n'avais plus qu'à attendre sa décision.

Cependant de plus en plus fatiguée, je lâchai prise en ce début d'année 2000. Il n'y avait pas d'autres solutions : je devais arrêter et faire confiance au Ciel ! Comme le veut la loi, je chargeai un huissier de prévenir l'agence immobilière qui gérait le magasin. Et dès ma démarche effectuée auprès de l'huissier, les choses s'enchaînèrent à une vitesse incroyable. L'agence, qui savait depuis plusieurs mois que je désirais vendre mon magasin, ne m'avait jamais amené de visiteurs. Le lendemain de la notification, elle en avait un, non pas intéressé par la librairie mais par le pas-de-porte, c'est-à-dire l'emplacement. Et en plus, il était pressé : il voulait entrer dans les lieux le plus rapidement possible et était disposé à racheter tous les aménagements que j'avais fait. J'eus en somme un mois pour me retourner : vendre le plus de stock possible, ranger, déménager, etc… J'inscrivis sur la vitrine : fermeture définitive pour cause de retraite et les clients se bousculèrent. Chaque jour, je fis un chiffre d'affaire semblable à celui d'une journée de décembre et le dernier jour, il restait si peu de choses que je pus rassembler le tout dans une corbeille en osier. Je vendis les chaises de la salle de conférence à un libraire qui allait ouvrir à Cholet, et les quelques livres que je ne voulais pas garder à un bouquiniste. Quelques amis transférèrent mon mobilier personnel à Bouges-le-Château et je rendis les clefs du magasin le 19 mars 2000.

Durant cette même période, comme si tout cela ne suffisait pas, je devais aussi m'occuper de Maman qui s'était cassé le col du fémur mi-décembre. Ce n'était vraiment pas le meilleur moment ! Évidemment, on ne choisit pas la date d'un tel accident. Seulement, les semaines avant Noël, les magasins sont ouverts non-stop y compris les week-ends et il me fallait ajouter les visites quotidiennes à l'hôpital. L'opération s'était très bien passée et un matin, je fus prévenue que Maman allait être transférée dans un centre de rééducation situé au sud de Châteauroux alors que j'habitais maintenant au nord. Cela aurait allongé considérablement mes temps de trajet. Il m'a donc fallu faire encore des démarches et obtenir son transfert à Levroux, petite ville qui était sur ma route.

J'allais la voir tous les jours après la fermeture de la librairie. Un soir, je trouvais sa chambre vide. Sans en avoir été avertie, elle avait été transférée dans la maison de retraite dépendant de l'hôpital. Je l'avais découverte dans une chambre double avec comme compagne, une femme qui semblait grabataire et ne pas avoir tous ses esprits. Au bout de quelques jours, je m'aperçus que les séances de rééducation qu'elle avait reçues d'une kinésithérapeute durant son séjour à l'hôpital, avaient été supprimées. Et j'appris que cette praticienne ne pouvait s'occuper des personnes de la maison de retraite car il lui faudrait traverser la cour ! Maman était maintenant en fauteuil roulant et en plus, était devenue incontinente : en réalité, il n'y avait personne pour la conduire aux toilettes. Il n'y avait également personne pour pousser son fauteuil jusqu'à la salle à manger. C'était l'un des pensionnaires qui s'en chargeait et un jour, il oublia de mettre le frein et je trouvais Maman couverte de bleus : elle était tombée ! C'en était trop, je ne pouvais la laisser dans un tel établissement.

De nouvelles démarches avaient été nécessaires pour trouver une autre maison de retraite. Après avoir téléphoné à tous les établissements de la région, il y eut un espoir à Vatan, qui était aussi à une dizaine de kilomètres de ma maison : une place venait de se libérer. C'était formidable, sauf qu'il y avait une liste d'attente de dix personnes. Encore une grande aide du Ciel : les dix personnes avaient trouvé une autre solution et la place fut donc pour Maman. Je l'ai aussitôt installée dans cet établissement bien différent du premier. Elle avait une grande chambre pour elle seule. Les locaux étaient clairs et j'étais sûre qu'elle allait y être bien traitée. En plus, le médecin qui s'occupait des résidents me prévint dès le lendemain qu'il supprimait la moitié de ses médicaments, ceux-ci étant inutiles et se contrariant ! Elle retrouva très vite son autonomie.

Évidemment, tous ces évènements n'ont rien à voir avec mon parcours de guérison, mais je les inclus pour montrer que je n'avais vraiment pas le temps de penser à moi. Je tenais à force de volonté et grâce à ma faculté de récupération dans le sommeil. Durant cette période, j'eus de temps à autres de petits écoulements sanguins mais très peu de véritables hémorragies. Une seule en janvier nécessita une transfusion afin que je puisse continuer à travailler.

Comme prévu, durant ces six mois je me suis rendue tous les mois à l'hôpital pour les visites de contrôle de la Docteure Wadoux et ses prescriptions d'huiles essentielles. Le même jour, la Docteure Turpin effectuait une échographie. Par ailleurs, de temps à autre, un ami médecin gynécologue me prescrivait un traitement homéopathique et je recevais les soins mensuels de Fasciathérapie. À titre personnel - et la Docteure Wadoux était totalement d'accord - j'avais décidé de prendre en supplément des ampoules de Plasma de Quinton et aussi un complément alimentaire naturel contenant du Fer. Je n'oubliais pas la récitation du mantra Kin et de dormir le plus possible durant les week-ends.

Mais pour être totalement honnête, je ne dois pas oublier la prise de gélules que m'avait adressées Hunbatz Man, le chaman maya que je rencontrais lors de nos voyages au Mexique : des gélules de poudre de serpent à sonnette ! Oui, vous avez bien lu ! Il m'avait expliqué que c'était un remède souverain en cas de cancer. Je les ai donc prises tout en pensant que si cela ne me faisait pas de bien, elles ne pouvaient pas me faire de mal.

Cependant, quelques mois après ma guérison, j'eus l'occasion de voir à la télévision un reportage sur un laboratoire d'Amérique Latine spécialisé dans la recherche de vaccins contre les morsures de serpents venimeux dont le serpent à sonnette. Le présentateur ajouta à la fin de l'émission que ce serpent possédait des qualités anticancéreuses en empêchant la formation des métastases, propriétés connues des guérisseurs indigènes. Les analyses, après mon opération, n'ont révélé aucune métastase mais je ne saurai jamais si cela est dû ou non à l'ingestion de ces fameuses gélules !

En revanche, je déconseille fortement de se précipiter au Mexique pour s'en procurer. Les serpents à sonnette sont maintenant des espèces protégées et ces gélules ne se vendent pas en pharmacie. Si l'on en trouve sur un marché, rien ne dit qu'il ne s'agisse pas tout simplement de poudre de Perlimpinpin !

Seconde période : L'Après Retraite Avril 2000 à Mi-Septembre 2000

J'appréciai tout particulièrement les semaines qui suivirent la fermeture de la librairie. Je passai presque toute la première allongée, soit à dormir, soit à simplement me reposer et à réfléchir. J'étais d'autant plus sereine que la caisse de retraite m'avait annoncé que j'étais reconnue inapte au travail : mon courrier au médecin-expert avait donc eu un impact positif.

Pendant ces longs moments de repos, je cherchai au plus profond de moi-même les causes de cette maladie. J'essayai en vain de localiser une émotion vécue dans le silence qui, selon les théories du Docteur Rike Hamer, aurait pu servir de déclencheur. J'en trouvai une, vécue en 1997 et dont je n'avais parlé à personne mais elle me paraissait bien lointaine par rapport aux six mois dont il parle.

Peu à peu, je fus persuadée que mon état était en relation avec ma mission sur Terre. Dans mon premier livre *L'Arc-en-Ciel de Victorine*, j'avais osé expliquer que j'étais médium et guérisseuse mais je me rendis compte que je n'appréciais pas vraiment mon rôle de canal et de guérisseuse, que je n'acceptais pas non plus pleinement l'idée de créer un *Puits de Lumière* au centre de la France comme me l'avaient annoncé les Anges, dès leurs premiers messages en 1995. Ce terme m'avait paru tellement disproportionné par rapport à mes désirs que j'avais même préféré l'occulter. J'oscillais entre des sentiments d'illégitimité et de peur. Je compris pourtant que l'acceptation était la clef de la guérison. Je me souvins des rêves et des migraines supportées par le guérisseur brésilien Arigo avant d'oser ses premiers soins. Il était donc absolument nécessaire de travailler l'acceptation sans condition.

Je continuai bien évidemment mes déplacements à La Flèche pour les séances de Fasciathérapie avec Jean-Jacques Hantraye. Il était toujours aussi peu bavard, très concentré sur son travail. Un jour cependant, alors que je m'apprêtai à partir, il me demanda si je ressentais la puissance de l'énergie qui venait d'envahir la pièce. Au même moment des pensées s'imposèrent dans ma tête :

Aie confiance, aie confiance et remercie !

Je savais aussi que la confiance seule n'était pas suffisante et qu'il me fallait agir. Je commençai alors par de la Visualisation Créatrice* : j'imaginai que la grosseur diminuait jusqu'à devenir telle une tête d'épingle et ce, plusieurs fois par jour et le soir en me couchant. Cependant j'arrêtai assez vite cette pratique car lors d'une échographie, la Docteure Turpin parut inquiète : elle venait de remarquer l'apparition de petits pédoncules sur la paroi de la grosseur... comme des têtes d'épingles !

* pratique mise au point par le cancérologue américain Carl Simonton, basée sur l'imagerie mentale et l'autosuggestion. Cf. son livre *Guérir envers et contre tout* aux Éditions Desclée de Brouwer.

J'eus très envie de rire mais n'avouais pas ce que j'étais en train de faire. Je ne m'y prenais sans doute pas comme il fallait. Il m'aurait sans doute fallu être guidée par un ou une thérapeute. Cela amena par contre mes deux docteures à penser qu'il était temps de me faire opérer, mais je maintins encore ma décision d'attendre. Dès l'arrêt des visualisations, la paroi redevint normale et la grosseur diminua même de volume : de huit centimètres, elle était passée à six centimètres. La Docteure Turpin m'avoua un jour que lorsque je venais passer les échographies, tous les soignants du service de gynécologie venaient en prendre connaissance : j'étais devenue un cas !

Je fis également deux séances de kinésiologie (cf page149) mais n'en ai pas gardé un souvenir très précis. Les seules choses qui m'ont marquée étaient d'une part l'une de mes *croyances,* bien inconsciente mais qui expliquait plusieurs décisions prises durant ma vie de couple : *la femme doit toujours s'effacer devant l'homme, celui-ci devant toujours passer en premier.* D'autre part, qu'il existait en moi une grande nostalgie. Ces séances apparemment anodines me fatiguèrent beaucoup. C'est fou comme les émotions peuvent avoir des répercussions sur notre énergie physique !

Je consultai également un iridologue*. Celui-ci m'ayant proposé de regarder ce qui était marqué dans mon iris, j'y étais allée pour satisfaire sa curiosité.

*L'Iridologie considère qu'il existe dans l'iris, une correspondance avec chacun de nos organes et que l'observation de l'iris permet de voir les dysfonctionnements.

Normalement, une maladie, à plus forte raison un cancer, se *voit* dans l'iris. Il n'y détecta rien et même me trouva en bonne forme. Il me conseilla cependant des séances de massages métamorphiques (cf page) dispensées par sa femme.

Durant cette période, je fis cependant deux hémorragies qui nécessitèrent des transfusions. Lors de la première, je fus surprise dès mon retour à la maison d'avoir une irrésistible envie de chanter et après la seconde, je fus prise d'envie de vin rouge, vin que je n'apprécie pas en temps normal. Avais-je reçu le sang d'un chanteur puis celui d'un alcoolique ?

Cela me rappela l'histoire de Claire Sylvia*, l'une des premières américaines transplantée cœur-poumon. Après la transplantation, elle remarqua un très net changement de sa personnalité. Elle retrouva la famille de son donneur - il n'y a pas d'anonymat aux États-Unis - un jeune homme de 18 ans, décédé dans un accident de moto. Les parents lui confirmèrent que ses nouveaux traits de caractère, ses nouveaux goûts alimentaires tels la bière ou les nuggets de poulet, étaient bien ceux de leur fils. J'y vois la preuve qu'il y a bien une mémoire dans les cellules transplantées (sang ou organes) qui se transmet à la personne réceptrice. Pour ma part, ce fut fugace et à chaque fois, je remerciai par la pensée, ce donneur ou donneuse inconnu-e qui me donnait une nouvelle énergie.

* D'après son livre « *Mon Cœur est un Autre* ».

Vers le mois de juin 2000, d'autres manifestations commencèrent. Ce furent d'abord de temps en temps de légers suintements rosés puis des rejets de petits caillots ou de matières foncées de nature indéterminée, le tout accompagné de très fortes douleurs comme parfois durant les règles. Au début, poser mes mains sur mon ventre calmait la douleur, puis quand cela devint insuffisant, je connus une amélioration par l'application de cataplasmes d'argile. Quand ceux-ci devinrent à leur tour inefficaces, des amies me firent des soins de Reiki (cf page...) à distance, eux aussi rapidement sans résultats. Je dus me résoudre à accepter la prescription d'un antidouleur : l'Antaldys. Le soulagement fut immédiat mais j'eus des effets secondaires désagréables : bouffées de chaleur, transpiration excessive, tremblements et impression de flottement. La Docteure Wadoux me conseilla d'autres antalgiques qui eurent tous les mêmes effets. J'eus finalement l'idée d'essayer un remède que je prenais lorsque mes règles étaient douloureuses et que j'avais toujours bien supporté : le Ponstyl. Hélas, cette fois-ci, il me procura les mêmes symptômes. De guerre lasse, je décidai de supporter les douleurs et d'attendre qu'elles cessent. En général, je m'endormais et oubliais mes tracas. Parfois dans ces moments, je ressentais très nettement des mains invisibles me masser le ventre : sans doute l'intervention de Médecins du Ciel ! Ces douleurs ne m'inquiétaient pas puisque selon le Docteur Hamer, elles indiquaient un processus de guérison.

Pour m'aider sur le plan physique, je continuai les ampoules de Plasma de Quinton et j'avais d'ailleurs retrouvé une certaine vitalité. Elle me permit de rencontrer quelques amis, d'aller régulièrement rendre visite à Maman, d'accueillir tous les quinze jours ma fille Pascale et ses enfants qui m'apportaient de bons petits plats à mettre au congélateur pour m'éviter d'avoir à cuisiner. Cependant, par prudence, j'arrêtais de conduire et Annick, l'aide-ménagère qui m'assistait deux heures dans la semaine, m'accompagnait pour faire les courses. J'arrivais aussi à faire quelques petites marches dans l'allée arborée devant le château. Rien ne laissait prévoir ce qui allait suivre.

Le samedi 16 septembre au soir, ma fille Pascale me téléphona ainsi qu'elle le faisait régulièrement. J'étais déjà couchée et elle me trouva *bizarre*. Inquiète, elle fit le lendemain matin plusieurs appels auxquels je ne répondis pas. Habitant la région parisienne, elle ne pouvait personnellement venir voir ce qui m'arrivait, aussi contacta-t-elle son frère Jean-Yves qui lui n'était qu'à une demi-heure de Bouges-le-Château. Celui-ci, après un détour par Châteauroux pour récupérer la clef que possédait un ami, eut la désagréable surprise de me trouver alitée et totalement inconsciente.

Le médecin de garde arriva et demanda tout d'abord quels étaient mes antécédents médicaux. Apprenant que j'étais soignée pour un cancer de l'utérus, il affirma aussitôt :

Je vois, métastases au cerveau, c'est la fin.

J'imagine le choc que cela dut être pour mon fils. Jean-Yves me raconta plus tard que, voulant contrôler mes réflexes au niveau du genou, ce médecin reçut mon pied dans la figure… Dans mon inconscience, aurais-je capté ses paroles et voulu le punir de son manque de tact vis-à-vis de mon fils ?

Transportée toujours inconsciente à l'hôpital par le SAMU, je passai divers examens dont un scanner puis, fus installée dans le service de Gynécologie où j'avais en quelques sortes mes habitudes. Durant ce temps, Jean-Yves prévint sa sœur et son frère Thierry qui réside lui aussi dans le département. Thierry et ma belle-fille me rendirent visite dans l'après-midi. D'après ce que leur avait dit Jean-Yves, ils s'attendaient à ce que ce soit la dernière ! À leur grand étonnement, j'ouvris les yeux, souriante et leur dis quelques mots avant de replonger dans mon inconscience. Retrouvant Jean-Yves dans le couloir, Thierry reprocha à son frère de lui avoir fait une telle peur alors qu'apparemment, je n'étais pas à l'article de la mort.

Je n'ai aucun souvenir de ces trois ou quatre premiers jours d'hôpital. Je n'ai aucun souvenir ni de cette visite de mes enfants, ni des soins, ni d'ailleurs de rien ! Pascale vint également, puis à nouveau Jean-Yves et ma belle-fille. À un moment, j'entendis une voix de femme qui me demandait comment je m'appelais, je savais très bien qui j'étais, mais j'étais incapable de répondre. Puis la voix me demanda où j'habitais et c'était la même chose.

Je ne sais quand, des mots commencèrent à tourner dans ma tête, toujours les mêmes : *Œdème de Hamer… Œdème de Hamer…* Alors, j'eus envie de voir si je pouvais bouger. Je commençai par les doigts des pieds, puis des mains… et ils fonctionnaient, donc tout allait bien. Peu à peu, je repris conscience. Un matin, j'ai entendu la personne qui faisait le ménage de la chambre s'étonner de trouver de l'urine dans la poubelle sous le lavabo près du lit. Je ne pouvais toujours pas parler mais un souvenir me revint : dans la nuit, j'avais eu envie d'uriner mais personne ne répondit à l'appel de la sonnette ; alors, attachée à l'appareil de perfusion, j'avais dû trouver cette solution !

Petit à petit, je revins à la vie et heureusement, car le jeudi matin, je vis arriver devant mon lit, quatre blouses blanches. Je compris vite qu'il s'agissait de médecins et j'appris ainsi que le dimanche, j'avais passé un scanner qui n'avait rien révélé d'anormal. Cependant, pour l'équipe médicale, il devait forcément y avoir un problème vu l'état dans lequel j'étais arrivée ! L'un des médecins m'annonça que je repasserai un scanner dans la journée, celui-ci, précédé d'une injection. Heureusement, je me souvins de ces mots qui avaient tourné longtemps dans ma tête : *Œdème de Hamer*. Il ne fallait surtout pas que je passe un nouveau scanner avec, pour risque, que des médecins plus expérimentés remarquent une tache qui serait certainement prise pour une métastase. Ces messieurs furent très étonnés de m'entendre le refuser et malgré leur insistance, de m'y opposer fermement. Ils partirent sans un mot mais quelques instants plus tard, l'infirmière qui les accompagnait vint discrètement me dire que j'étais tout à fait en droit de refuser. L'un des médecins revint cependant à l'assaut pour me proposer un électro-encéphalogramme et là, je me demande encore pourquoi, j'acceptai. Ce ne fut nullement une partie de plaisir et cela m'occasionna ensuite des maux de tête. Je n'en eus jamais le résultat et n'eus même pas le courage ou l'idée de le réclamer. Ce que je regrette maintenant.

J'allais de mieux en mieux. Cependant, l'équipe médicale, sachant que je vivais seule, fit du forcing pour que j'aille faire un séjour en maison de repos et mes enfants me le conseillèrent aussi. J'acceptai finalement avec plaisir pensant qu'au moins, je n'aurai pas à m'occuper de l'intendance. Cette maison de repos était située dans la Creuse et j'y fus conduite en ambulance le lundi 25 septembre.

Dès que je vis l'endroit, je sus que je ne voulais pas y rester et demandai à l'ambulancier de me remmener chez moi. Le lieu exhalait la tristesse… Hélas ! C'était impossible : il avait un bon d'aller mais pas de retour. Je fus installée dans une chambre à deux lits, le deuxième étant occupé par une femme dont je fis la connaissance au moment du coucher. Je passai une nuit très difficile, sans pouvoir dormir : ma compagne de chambre se débattit toute la nuit avec je ne sais quelles peurs, criait et tombait du lit. Je sonnai pour avoir de l'aide mais personne ne répondit à mon appel. La veille au souper, j'avais été effarée de voir l'état des résidents. À côté de leur assiette, ils avaient tous une cuillère à soupe remplie de gélules de couleurs différentes. Ils ou elles avaient le regard vague : de vrais zombis ! Je n'avais qu'une idée en tête : partir de là et retourner chez moi.

Il n'y avait pas de téléphone dans les chambres, mais juste un poste dans un couloir et les résidents y avaient accès le soir, durant un temps très restreint. Malgré la file d'attente, j'ai patienté car il me fallait absolument appeler mon ami François afin qu'il me sorte de là. Malheureusement, il lui fut impossible de venir avant le vendredi suivant. Il me fallut donc prendre mon mal en patience. Ici, j'étais dans le fin fond de la France profonde. Un jour par semaine, les résidents pouvaient aller en voiture au bourg le plus proche. C'était la directrice elle-même qui servait de chauffeur et il m'a semblé qu'elle assumait d'ailleurs beaucoup de postes : elle servait même au réfectoire et je n'ai pas vu beaucoup de personnel.

En fin d'après-midi, j'eus la visite d'un médecin pour valider mon entrée. Il voulait savoir si j'avais bien remis mes médicaments à l'accueil car d'après lui, les malades n'étaient pas aptes à les gérer eux-mêmes ! Ce qui n'était pas étonnant, vu l'état de tous ceux que j'avais rencontrés ! Comme je refusai, il me demanda ce que je prenais et le mot *Homéopathie* agit sur lui comme un électrochoc : il se leva d'un bond et en arrivant à la porte, il m'asséna ceci :

Lorsque vous serez morte, vous regretterez de vous être faite soigner par un charlatan !

Je crois qu'il n'a sans doute pas apprécié ma réponse :

Et bien vous, quand vous serez mort, vous vous rendrez compte que ce charlatan était aussi médecin et avait fait plus d'années d'études que vous...

Je revis ce médecin le matin de mon départ car les pensionnaires n'avaient pas le droit de partir sans son autorisation ! S'il n'était pas venu, je m'en serais bien passée. Il s'étonna de me trouver moins en forme qu'à mon arrivée ! Ce n'était pas étonnant car c'est le sommeil qui me ressource. Or, j'en manquais cruellement, n'ayant pu me reposer dans cette maison de *repos,* vu les nuits agitées de ma compagne de chambre.

Troisième période : L'Entêtement
Mi-Septembre 2000 à Avril 2001

J'eus un plaisir immense à retrouver ma maison et peu à peu, je repris une parfaite vie de retraitée : pas d'obligations, pas d'horaires précis. Je faisais uniquement ce que j'avais envie de faire, je ne voyais que les amis que j'avais envie de voir. Je réfléchissais surtout à l'avenir et je faisais des projets. Je pensais beaucoup à ce futur Centre. Des conférences, des séminaires, ... y seraient organisés ; ce serait un lieu de réflexions pour apprendre à harmoniser vie spirituelle et matérielle. L'acceptation m'était beaucoup plus facile maintenant car Isabelle était prête à s'engager auprès de moi dans l'aventure. Je commençai même à regarder les propriétés qui, dans la région, étaient susceptibles de convenir à ce projet.

Outre mes consultations mensuelles à l'hôpital et chez le fasciathérapeute, j'eus envie de consulter un cardiologue pour faire le point sur l'état de mon cœur. Ce dernier le trouva parfait. Je n'étais pas réellement inquiète mais cela me rassura.

Je me sentais tellement bien que j'acceptai l'invitation d'Isabelle à venir passer une semaine chez elle, à Rennes, et elle vint me chercher en voiture car je n'aurais quand même pas été capable de conduire aussi loin. En prévision, je m'étais offert une séance chez une coiffeuse. C'était si agréable de vivre sans pertes de sang. Ce changement me sortirait de ma routine et de ma solitude. Voir un autre ciel que celui du Berry fut un vrai bonheur. Dans la journée, tandis qu'Isabelle était au travail, je flânais, je lisais ou faisais quelques petites marches dans les jardins près de son immeuble. Un soir, nous fîmes un tour dans le centre-ville piétonnier mais la marche et la foule me fatiguèrent vite. Tout allait pour le mieux quand, en milieu de semaine, une hémorragie se déclencha. Je m'y attendais si peu que l'émotion et la perte de sang firent que je m'évanouis. Quelle déception ! J'avais cru que les hémorragies étaient terminées une fois pour toutes.

Puis Isabelle me reconduisit en fin de semaine à Bouges-le-Château. Le voyage m'ayant fatiguée et sentant commencer un nouvel écoulement sanguin, j'allai me coucher de bonne heure. Alors qu'elle venait voir si j'avais besoin de quelque chose, je lui causai une belle peur. Je lui laisse ici la parole car une fois de plus, je ne me souviens de rien.

« En rentrant dans la chambre de Nicole, Je l'entendis commencer une phrase du style : *Peux-tu me passer...* quand soudain, elle poussa un cri indéfinissable, une sorte de râle et tout son corps s'arc-bouta pendant une dizaine ou quinzaine de secondes, le tout dans un silence total. Quand son corps retomba sur le matelas, elle finit sa phrase normalement : *le pull dans l'armoire.* Je restai très calme devant elle et lui donnai son vêtement. Je sortis ensuite de la chambre pour m'affaler dans le fauteuil du salon et me remettre de mes émotions ! J'étais bousculée non pas tant par le fait que Nicole ait failli mourir - je sais que la vie après la mort existe et si cela avait été son moment, il fallait l'accepter - mais par les réactions que ses trois enfants auraient pu avoir à mon égard. En effet, comment aurais-je bien pu leur expliquer que j'avais respecté sa volonté de ne pas appeler le SAMU et qu'elle était donc décédée d'hémorragie ?!? Comment ses enfants l'auraient-il pris ?

Honnêtement, si je devais revivre maintenant cette situation, j'appellerais le SAMU ! Il est important de signaler que pendant cette sorte d'absence de quelques secondes, la chatte de Nicole, Prunelle - qui était couchée au bout de son lit - se redressa et regarda fixement le plafond : sans doute voyait-elle les Anges, les Êtres de Lumière qui étaient accourus pour s'occuper d'elle... »

Durant les premières semaines qui suivirent l'épisode de l'Œdème de Hamer, j'étais très sereine et même heureuse : je pensais être guérie... avoir gagné mon pari... La fameuse grosseur avait diminué de volume, mais elle était toujours présente dans mon corps et je n'avais nullement l'intention de la garder. J'espérais qu'elle accepterait de le quitter naturellement. J'imaginais qu'elle se délitait et partait par petits morceaux à la faveur des écoulements plus ou moins hémorragiques qui n'avaient pas cessé depuis mon retour de Rennes. Cependant, je trouvais le temps long car j'avais envie de retrouver toute mon énergie pour réaliser mes projets. Je commençais à m'impatienter et même à me poser des questions d'autant qu'en début d'année 2001, je fis à nouveau deux hémorragies qui nécessitèrent une transfusion.

J'étais de plus en plus faible, à tel point que, sur le parcours entre ma chambre et les toilettes, j'avais disposé plusieurs chaises qui me permettaient de m'asseoir de place en place le long du trajet. Cela me rassurait car plusieurs fois, je m'étais évanouie et avais repris connaissance sur le carrelage. Je décidai de prendre un autre avis médical et mon choix se porta sur le Professeur Bernard Herzog de Nantes connu pour ses compétences en Oncologie et qui, à l'époque, travaillait également avec la Machine de Lakhovsky. Le typage lymphocytaire qu'il m'avait recommandé de faire avant la visite ne révéla rien de grave. Il en fut de même lors du passage dans la fameuse machine mais je sortis de chez lui extrêmement déçue. En effet, je repartais avec un sac de compléments alimentaires que je n'avais pas osé refuser et qui faisaient double emploi avec ceux que je prenais déjà. Et surtout, son conseil de me faire opérer de toute urgence ne me convenait pas puisque je désirais expulser la grosseur par les voies naturelles !

Je me rends compte aujourd'hui qu'il y eut incompréhension totale de part et d'autre. Je n'avais pas compris sa position. Je n'avais pas su lui demander la raison de son conseil. Ce qui devait paraître évident et compréhensible pour lui ne l'a pas été du tout pour moi. Je sais maintenant combien la communication entre êtres humains est un art des plus difficiles. Il y eut un manque d'explication de sa part ou une mauvaise écoute de la mienne. Que sais-je ? Maintenant, je comprends qu'il avait raison : la grosseur ne pouvait gentiment partir d'elle-même comme je le désirais.

J'avais rencontré le Professeur Herzog le 21 mars 2001 et je n'eus pas longtemps à réfléchir à son conseil puisque je fus opérée en urgence le 12 avril, à la suite d'une hémorragie particulièrement grave que je fis le 10 avril. Ce matin-là, Pascale et ses deux enfants venaient d'arriver à Bouges-le-Château pour une dizaine de jours de vacances. Je me réveillai en pleine hémorragie et ne pus me lever.

En début d'après-midi, Pascale, inquiète de voir que je me vidais littéralement, appela une ambulancière de Levroux (à 10 km de chez moi) qui m'avait déjà transportée plusieurs fois à l'hôpital. En arrivant, celle-ci s'aperçut que mon pouls était trop bas pour me transporter en VSL et appela le SAMU. Il faut un peu plus d'une demi-heure, pour effectuer le trajet entre Châteauroux et Bouges-le-Château. Je me souviens juste d'un médecin accompagné d'une infirmière et avoir entendu celle-ci dire qu'elle ne trouvait pas la veine de mon bras gauche. J'ai alors signalé que celle de droite était meilleure et je fus placée dans une sorte de matelas gonflable pour être sortie par la fenêtre. Durant le trajet, le médecin n'arrêta pas de me parler car il voulait que je reste consciente. Il sembla étonné de m'entendre lui dire que nous étions presqu'arrivés puisque nous venions de dépasser l'église du quartier Saint-Christophe.

J'arrivai donc aux Urgences où je restai jusqu'au soir. Entre de petits sommes, je me plaignais régulièrement du froid qui m'habitait malgré la couverture que j'avais sur moi ainsi que de la position, jambes surélevées, qui n'était pas confortable. J'appris plus tard que j'avais 5 de tension, 35° de température et 2,9 g/l d'hémoglobine. Un médecin vint m'annoncer qu'il n'y avait aucune place libre en Réanimation, que j'allais donc être transportée pour la nuit à la clinique privée de la ville avec laquelle l'hôpital avait un accord et que dès le lendemain matin, je reviendrais à l'hôpital. Je fis donc un nouveau petit voyage en ambulance, avec toujours le masque à oxygène qui ne m'avait pas quitté depuis le départ de Bouges-le-Château et sous perfusion.

La nuit fut difficile : je ne pus dormir profondément, une infirmière venant régulièrement voir si j'étais toujours vivante ! Et il y avait sans arrêt un bruit de moteur ! J'avais vraiment hâte de retourner à l'hôpital. Au matin, sentant que j'avais un peu plus de forces, je demandai que l'on me retire le masque à oxygène, ce qui me fut refusé. Puis je m'informai sur l'heure de mon retour à l'hôpital quand j'appris, à ma grande surprise, que je n'allais pas y retourner. En effet, une opération était programmée pour onze heures ! Je m'insurgeai : il était hors de question que je sois opérée, du moins pas ici, je voulais retourner à l'hôpital comme prévu.

On m'envoya le médecin-anesthésiste qui s'étonna fort de mon refus vu l'état dans lequel j'étais arrivée. Puis ce fut le chirurgien lui-même qui se présenta et je sentis qu'il me fallait être très diplomate : j'étais attachée, branchée de tous côtés, avec un masque à oxygène, aucun moyen de fuir s'il maintenait sa décision. Je lui expliquai donc ma décision :

- Docteur, ce n'est pas que je ne veux pas être opérée par vous. Mais imaginez, je suis suivie depuis plus d'un an à l'hôpital et je ne veux pas être infidèle aux médecins qui s'occupent de moi. Est-ce que cela vous plairait qu'une de vos patientes aille ainsi se faire opérer à l'hôpital ?

Sans doute s'est-il rendu à mon raisonnement car il m'annonça qu'il allait faire le nécessaire pour me renvoyer à l'hôpital, non sans ajouter ceci :

- *Je vous préviens, si vous n'êtes pas opérée de suite, vous êtes morte !*

Je n'étais certes pas au mieux de ma forme, mais j'avais encore de la répartie :

- *Raison de plus, Docteur, pour me renvoyer au plus vite !*

Il était à peine sorti de la pièce qu'une équipe vint s'occuper de moi, m'enleva enfin le masque à oxygène, la perfusion et m'installa dans une ambulance. Sur le moment, j'étais assez furieuse après ce chirurgien, pensant qu'il voulait avoir un acte de plus à son actif mais maintenant, en écrivant ces lignes, je préfère plutôt penser qu'il y a eu une mauvaise coordination des informations entre des deux établissements. Quel chirurgien aurait eu envie d'opérer dans l'état où je me trouvais avec le risque de me voir mourir sur la table d'opération ?

À l'hôpital, j'eus plaisir à retrouver des visages connus. Je fus installée dans le service de Gynécologie que je connaissais bien maintenant et j'eus la surprise de voir arriver la Docteure Turpin que je croyais en congés. Elle l'était en effet mais avait été prévenue de mon arrivée et désirait faire elle-même une échographie. Depuis le temps, j'avais pris l'habitude de regarder l'écran en même temps qu'elle. Ces masses sombres dans mon utérus devaient sans doute révéler la présence de caillots, pensais-je ? Ce qu'elle me confirma et nous convînmes toutes deux qu'il était temps, grand temps même, d'accepter l'opération. Je n'avais peut-être pas réussi l'expérience jusqu'au bout, mais qu'importait. Je n'en pouvais plus et voulais enfin vivre normalement.

Je fus opérée dès le lendemain matin et je me réveillai quelques heures plus tard dans la chambre. J'avais sans doute déjà retrouvé mes esprits dans la salle de réveil mais je ne m'en souvenais pas. J'étais bien, nulle douleur. J'étais encore sous perfusion, certainement sous morphine car j'avais des visions magnifiques : la chambre était très belle, différente de celle que je connaissais habituellement et le plafond était couvert de mandalas colorés, fuchsia, orange et jaune. Encore maintenant, 20 ans plus tard, je les ai toujours à l'esprit. Le mur, en face de mon lit, était comme un immense écran de télévision où défilaient de très beaux paysages sans arrêt en mouvement. Les fleurs, les arbres étaient de toute beauté. De nombreux animaux traversaient aussi mon écran mental : en particulier des chevaux, des chiens et d'autres que je n'ai pas forcément identifiés. Je ne me lassais pas d'admirer ce spectacle à tel point que lorsqu'une personne entrait dans la chambre pour des soins, j'avais hâte qu'elle reparte pour pouvoir retourner à mes visions.

Je me souviens aussi de la visite du Docteur Tékaya, le chirurgien qui m'avait opérée - assistée de la Docteure Turpin - me reprochant gentiment de ne pas l'avoir fait plus tôt *car il aurait moins transpiré !* Mais malheureusement, je ne pouvais revenir en arrière et ce qui m'importait maintenant était de connaître les résultats des examens qui avaient été faits sur les tissus prélevés.

Quel bonheur d'apprendre que la grosseur - tumeur pour le monde médical - était **nécrosée*** et qu'il n'y avait aucune métastase ! En fait, j'avais été opérée **guérie** de ce cancer… J'étais un peu étonnée de voir que la grosseur mesurait 10 centimètres alors que lors des dernières échographies, elle semblait avoir diminué, mais peu m'importait : j'étais guérie. Le Docteur Hamer avait raison… et j'avais eu raison de l'écouter ! Je le répète : j'étais guérie de ce cancer puisque la grosseur était nécrosée. J'avais juste dû accepter l'opération car j'allais mourir d'hémorragies provoquées par cette grosseur qui n'arrivait pas à se détacher seule de la paroi utérine.

J'étais guérie de ce cancer et je n'en ai jamais douté. Cela me fut d'ailleurs confirmé en 2015. Cette année-là, lors d'une tournée de conférences dans l'ouest de la France, je fus contactée par un médecin acupuncteur désireux de me rencontrer.

Depuis des années, ce médecin faisait des « tests » sur les personnes qui le consultaient à la suite de cancer. Ses observations montraient que, bien que guéries ou en rémission si l'on préfère, il restait toujours une programmation, une empreinte cellulaire de la maladie… Elle pouvait donc se réveiller un jour ou l'autre.

Puisque j'affirmais être guérie, il était curieux de voir ce qu'il en était pour moi. Après de nombreux tests et mesures, il sembla surpris du résultat : mes cellules n'avaient gardé aucune programmation de cette maladie !

* Voir annexe n°2 en fin de livre.

Quatrième période : Le Retour à la Vie
Mai à Décembre 2001

Je quittai l'hôpital neuf jours après l'opération et bien qu'encore très faible, j'étais heureuse de retrouver la maison. Pascale et les enfants me dorlotèrent pendant quelques jours avant de retourner chez eux en région parisienne. Une infirmière vint les premiers jours pour me faire les injections d'anticoagulants nécessaires pour éviter une phlébite mais celles-ci durent être rapidement arrêtées : le produit *mangeait* mes plaquettes ! Bientôt, je me hasardai dehors. Pour ma première sortie, j'allais jusqu'au coin de la rue, puis chaque jour, j'augmentais la distance parcourue. Je me donnais des objectifs : demain, j'irai jusqu'à la grande allée d'arbres, puis jusqu'à tel arbre, puis jusqu'au pont, etc…

Les visites d'amis reprirent ainsi que certains dimanches, les repas au restaurant avec mes enfants. Ma fille Pascale et Isabelle vinrent aussi régulièrement et c'est d'ailleurs lors d'une visite d'Isabelle, en juin, que les Anges recommencèrent à me contacter :

" Nous t'avons aidée à guérir, dirent-Ils, *mais retrouver toute ta vitalité va demander encore un peu de temps."*

Qu'Ils puissent à nouveau m'envoyer leurs pensées indiquait que j'avais retrouvé une énergie suffisante.

Je n'ai pas encore signalé une autre aide importante, celle de ma petite chatte Prunelle qui m'accompagna durant tout ce chemin vers la guérison. Je l'avais adoptée juste avant le diagnostic de la maladie et comme moi, elle avait apprécié de vivre à la campagne bien qu'elle ne s'éloigna jamais du jardin. Elle passait beaucoup de temps à dormir auprès de moi et parfois venait se coucher sur mon ventre. Lors de l'épisode relaté par Isabelle, elle était au pied de mon lit et n'arrêta pas de fixer le plafond, voyant les Entités pour nous invisibles qui étaient autour de nous.

En juin 2001, j'avais repris les habitudes de toute personne en bonne santé. Un jour, je revins de faire quelques courses alimentaires et les déposai sur la table de salle à manger avant de les ranger. Prunelle qui dormait au premier étage vint les renifler puis remonta immédiatement. Le soir, je fus très surprise qu'elle ne réponde pas à mes appels à l'heure du souper. Le lendemain matin, elle n'était pas là non plus au petit-déjeuner et je la cherchais durant toute la journée. Une phrase s'imposait sans arrêt dans ma tête : *elle dort de son plus profond sommeil* et ce, jusqu'à ce que je comprenne ce qui s'était passé. Nous étions en été, la fenêtre sur le jardin était restée ouverte jusqu'à la nuit et elle était partie sans que je ne m'en rende compte… Elle était partie mourir dans un coin, son travail auprès de moi étant maintenant terminé. Elle était juste venue sur Terre le temps de m'accompagner durant cette maladie. Cela fait partie des rôles assumés par ceux que nous appelons nos animaux domestiques. Je me devais de la remercier, pas de la pleurer !

Dans le même temps, je consultai encore régulièrement la Docteure Wadoux et je retournai deux fois en séances de fasciathérapie. Mais si je pouvais maintenant marcher de plus en plus loin et longtemps, mes bras ne fonctionnaient plus normalement. Je m'étais tellement recroquevillée dans mon lit durant ces longs mois, que je ne pouvais plus les lever ni les mettre derrière mon dos pour attacher mon soutien-gorge. Le premier thérapeute consulté, un étiopathe parisien réputé qui venait régulièrement en vacances en Berry, ne me rassura pas : il pensait que je ne récupérerais jamais 100% de mobilité, je devrais être satisfaite avec 80% ! Eh bien non, cela ne me satisfaisait pas ! Je cherchai donc une autre solution et me souvins qu'il y avait à Châteauroux, une kinésithérapeute qui appliquait la Méthode Mézières*. Grâce à ses soins, au bout de quelques mois, je retrouvai l'usage total de mes bras.

Il y eut aussi un autre parcours du combattant auprès de dentistes. Mes dents avaient été fragilisées par la maladie et les premiers consultés ne proposaient qu'une seule solution : arracher toutes mes dents et les remplacer par des dentiers ! Cette fois encore, je n'admis pas le diagnostic et continuai mes investigations jusqu'au jour où je rencontrai dans un département voisin, un dentiste avec des méthodes moins invalidantes.

Je me sentais de mieux en mieux C'est ainsi que j'animais une première conférence en septembre 2001 à Saint-Malo et deux autres en décembre, l'une à Bourges, l'autre à Déols près de Châteauroux. Puis en janvier 2002, accompagnée d'Isabelle, j'eus le grand plaisir de retourner au Mexique. Après une pause de deux ans, nous avions l'intention de reprendre nos voyages en Pays Maya et nous avions besoin de renouer des contacts. Ces dix jours au soleil, dans ce pays où je me suis tout de suite sentie chez moi, marquaient véritablement mon retour à la vie normale.

* La Méthode Mézières est une méthode de rééducation mise au point en 1947 par Françoise Mézières, kinésithérapeute qui, la première, a mis en évidence l'existence des chaines musculaires. Toute partie du corps est en relation avec le reste du corps de par la solidarité des muscles qui s'organisent en chaînes. C'est une méthode holistique. (voir le site de l'Association Mézièriste Internationale de Kinésithérapie ou AMIK).

Sixième partie

Conseils pour retrouver la santé

" La maladie n'est ni punition, ni cruauté
C'est un correctif, un moyen qu'utilise notre âme
pour nous empêcher de commettre des erreurs
plus importantes et nous ramener
sur ce chemin de lumière dont nous avons dévié. "

Docteur Édouard Bach

Le lecteur ou la lectrice trouvera ici le résumé des leçons tirées de l'expérience de ce cancer, leçons qui sont valables aussi pour toutes maladies quelles qu'elles soient.

Ce sont des conseils qui pourront, je l'espère, aider celles et ceux qui désirent être actrices et acteurs de leur guérison, en être responsable, être autonome.

Privilégier la discrétion

Je l'ai déjà dit, dès l'annonce du diagnostic, je pris la décision de me taire, c'est-à-dire : ne pas ébruiter la cause réelle de ma fatigue. J'avais l'intuition que moins j'en parlerais, mieux cela vaudrait et j'en eus confirmation quelques jours plus tard. Une cliente me demandant la raison de ma pâleur et dans un élan de sincérité, je lui répondis j'avais un cancer. Je la vis aussitôt reculer comme si j'étais contagieuse et qu'elle risquait de l'attraper !

La réaction de cette dame m'apporta un éclairage nouveau sur les paroles émises par Jésus lors de ses guérisons miraculeuses. Lors des cours d'Instruction Religieuse de mon enfance, je n'avais pas compris qu'aux lépreux s'approchant de Lui en disant : *Seigneur, si tu le veux, tu peux me guérir,* Jésus après l'avoir guéri ordonna : *Garde-toi d'en parler à personne*... De même, aux aveugles qui viennent de retrouver la vue, il dit : *Prenez garde que personne ne le sache*... Je me rends compte maintenant de la nécessité de ces conseils car lorsqu'il nous arrive un évènement heureux, il n'est pas rare de rencontrer une personne qui a tôt fait de nous faire douter en disant que cela ne va pas durer !

Soyons donc discrets, car notre maladie peut éveiller chez nos interlocuteurs la peur d'être malade à leur tour et le mot de cancer apporte souvent avec lui une connotation mortifère. Lorsque l'on a intégré l'importance des pensées, du pouvoir des pensées, on se rend compte combien il est important d'éviter de propager nos soucis afin que notre entourage ne les rende pas encore plus lourds du poids de leurs propres peurs.

Il est évident *aussi que se confier peut apporter un grand réconfort.* Avoir quelques confidentes ou confidents aide forcément à passer les moments difficiles et il est judicieux de choisir des personnes de confiance et ce en fonction de leurs qualités : discrétion, écoute attentive, conseils bienveillants et respect de nos choix. Autrement dit, il est nécessaire de s'entourer de personnes positives : la gaieté, le rire étant d'excellents remèdes.

La preuve en est dans la guérison de Norman Cousins (1915-1990), journaliste américain qui se guérit par le rire. Norman Cousins était atteint d'une spondylarthrite ankylosante, maladie extrêmement douloureuse et les médecins lui avaient annoncé une paralysie progressive. N'admettant pas cette programmation, il réfléchit et se rendit compte que cette maladie s'était installée à la suite d'une très grande peur ressentie lors de l'un de ses reportages. Il lui parut évident que si cette émotion avait été créatrice, la guérison viendrait par une autre émotion, cette fois de nature positive. Avec l'accord de ses médecins, il choisit de quitter l'hôpital et s'installa dans une chambre d'hôtel avec une profusion de films comiques qu'il visionna durant plusieurs semaines. Dans son livre : *Comment je me suis guéri par le rire,* paru en 1964, il explique comment le rire, accompagné de pensées positives et de fortes doses de vitamine C le conduisirent à une guérison complète. Très rapidement, il s'aperçut que visionner trente minutes de films comiques lui apportait deux heures de repos sans douleurs. Des prises de sang régulières permirent de constater une amélioration progressive jusqu'à la guérison.

Il fut en quelque sorte le père de thérapies actuellement bien connues et appliquées même dans de nombreux hôpitaux sous des noms différents : Yoga du Rire, Rigolo thérapie, Rigologie. Ces dernières années, il a été démontré scientifiquement que le rire, travaillant sur le diaphragme, apporte une action bénéfique sur nos organes (estomac, intestins, poumons) et libère également des endorphines qui ont un effet anesthésiant. Ces bienfaits étaient déjà reconnus de façon empirique par les médecins grecs, tel Hippocrate, qui recommandaient quinze minutes par jour de rire afin de vivre en bonne santé.

La discrétion est nécessaire pour ne pas douter de la future guérison.

S'informer

Lorsque le diagnostic tombe, surtout s'il s'agit de celui d'une maladie grave, il est bon de poser des questions : quel protocole de soins le médecin propose-t-il ? Il ne faut pas hésiter d'ailleurs à consulter un ou plusieurs autres praticiens afin de confronter leurs avis. N'oublions jamais que le médecin est un être humain, donc susceptible d'erreurs. Je parle ici bien sûr, des cas de maladies chroniques ou dégénératives, qui ne nécessitent pas de soins d'une urgence absolue.

En cas de cancer, par exemple, demander quelques jours de réflexion avant d'accepter une opération n'a rien de déraisonnable. Se renseigner sur les traitements qui seront prescrits après celle-ci, sur leur durée, sur leurs effets secondaires est tout à fait logique. Il est normal aussi de se faire expliquer les mots employés par les médecins si on ne les connaît pas. Les médecins, le personnel soignant pensent utiliser des mots qui leur paraissent intelligibles parce qu'ils les utilisent journellement mais qui, pour le malade ordinaire peuvent être aussi incompréhensibles que du chinois.

On se souvient de l'expérience vécue par l'un de mes fils à qui il avait été conseillé une arthrodèse. Si nous ne nous étions pas renseignés sur les conséquences de cette intervention, il boiterait depuis ses 15 ans. Une autre aberration m'a été signalée : il est arrivé parfois que des femmes âgées - ayant des soucis intestinaux - se soient vues conseiller une opération et se sont réveillées avec une poche pour évacuer leurs selles ! Elles n'avaient pas demandé ce qu'était un anus artificiel ! Et malheureusement, cela arrive plus souvent qu'on ne le pense.

La demande d'explications est nécessaire tout au long du parcours vers la guérison. Si les réponses du praticien ne nous convainquent pas, il ne faut pas hésiter à faire part de ses doutes et même à consulter d'autres praticiens, si l'écoute ou les explications du premier ne semblent pas suffisantes. Cependant, il est évident qu'il faut aussi laisser le temps d'agir et ne pas changer de thérapies tous les quatre matins. La persévérance est une qualité nécessaire mais jusqu'à un certain point seulement.

Oser se renseigner est très important et l'information fait partie de la consultation médicale. Voici ce qu'écrit le Professeur Christian Perronne, chef de service à l'hôpital de Garches, dans son récent livre concernant la pandémie actuelle *Y a-t-il une erreur qu'Ils n'ont pas commise ?* Les médecins doivent respecter le choix du malade :

Un médecin digne de ce nom, respectant le serment d'Hippocrate (cf fin du livre), *doit expliquer à son patient les forces et les faiblesses des publications scientifiques, lui parler de son expérience et de celle de ses confrères.Ensuite, il doit exposer, avec rigueur et honnêteté, les différentes solutions proposées. En dernier ressort, c'est au malade de décider quel traitement il va prendre.*

Certains médecins s'étonnent du peu de patients qui osent poser des questions mais ne vont pas forcément les informer d'eux-mêmes étant donné le peu de temps qu'il leur est imparti pour une consultation. À notre époque où tout acte médical est codifié, ils ont peu de temps pour l'écoute du malade. Par contre, si nous osons poser des questions, ils répondent volontiers en général.

On peut aussi avoir ressenti le besoin de s'informer sur l'aide apportée par les médecines dites non conventionnelles et si l'une d'entre elles (ou plusieurs) ont retenu l'attention, il est important de les commencer le plus tôt possible. Elles sont là pour stimuler les défenses immunitaires. Il est navrant de voir que beaucoup de personnes se tournent vers celles-ci uniquement lorsqu'elles constatent une absence de résultats positifs avec les traitements prescrits par la médecine officielle, c'est-à-dire lorsque leur organisme n'a plus la force de réagir, donc trop tard.

Il me paraît important de signaler cette information : s'il est prescrit de la chimiothérapie, ne pas hésiter à demander si elle contiendra une molécule nommée 5-FU. Normalement, notre organisme sécrète une enzyme qui permet l'élimination d'une partie du 5-FU administré or certaines personnes n'en fabriquent pas, ou trop peu et dans ce cas, l'administration de cette molécule peut entraîner des troubles graves pouvant aller jusqu'à la mort.

Et pour ceux et celles qui ont une démarche spirituelle, surtout n'oubliez pas de confier vos demandes à vos Guides et/ou Anges Gardiens afin qu'Ils mettent sur votre route les meilleurs praticiens possibles. Et croyez-moi, cela marche très bien !

L'information est nécessaire pour le bon choix des thérapies.

Rechercher la cause

La maladie n'arrivant pas par hasard, il est important d'en rechercher la cause, le déclencheur. En ce qui concerne les cancers, on avance souvent des causes liées à nos habitudes alimentaires ou environnementales. Parmi les principales, on trouvera l'abus du tabac, de l'alcool, du sel, du sucre, des graisses, et même de la viande pour certains types de cancer. L'obésité et la sédentarité sont aussi des facteurs de risque. La pollution de l'air et/ou de l'eau, le manque de soleil ou au contraire de trop longs moments d'exposition peuvent être également envisagés sans oublier des risques dus à l'activité professionnelle : amiante, silice, produits pétroliers ou miniers et bien sûr la radioactivité.

Une cellule cancéreuse est une cellule dont l'ADN réagit de façon anormale à une agression en lien avec notre mode de vie ou notre environnement, révèle une étude parue dans la revue Nature de janvier 2016.

Depuis peu, il est admis que certains médicaments peuvent aussi être à l'origine de cancers. Les molécules prescrites dans les protocoles de chimiothérapie tueraient uniquement les cellules cancéreuses les moins résistantes, laissant les plus résistantes se développer sournoisement et créer une nouvelle tumeur ou tumeur secondaire.

Mais comme moi, de nombreuses personnes se voient diagnostiquer un cancer sans avoir fumé, sans être alcoolique, ni obèse, sans avoir été exposées à des fumées d'usine, à la pollution des grandes villes.

Alors, la cause se trouve ailleurs et il est nécessaire d'en chercher l'origine au niveau des émotions. La vie est un enchaînement d'émotions, agréables ou tristes. Vivre, c'est ressentir des émotions mais comme l'avait remarqué le Docteur Hamer dont j'ai déjà parlé (page 65), il y a une émotion plus forte que d'autres et cette émotion est un choc déclencheur de la maladie. Ce choc est souvent vécu sans extériorisation, c'est-à-dire sans que l'on n'en ait fait état ; dans certains cas, il nous a paru tout à fait banal et nous pensons l'avoir bien géré. Pour le Docteur Hamer, le déclencheur fut le décès de son fils. L'expérience montre que cela est également valable pour les animaux. Je me souviens d'amis qui possédaient un chien et une chatte. Ceux-ci étaient inséparables. Lorsque le chien mourut de vieillesse, la chatte développa un cancer qui l'emporta très rapidement.

Dans les années 1980, les théories du Dr Hamer étaient tout à fait d'avant garde mais elles ont été depuis reprises par de nombreux chercheurs et auteurs. On trouve maintenant dans toutes les librairies des livres de correspondance entre émotion et organe malade. Mais la lecture de ceux-ci nécessite de faire marcher son discernement. Nous sommes toutes et tous différent-e-s, avec des histoires familiales différentes, aussi ne devons-nous pas prendre pour argent comptant toutes les observations de ces ouvrages.

On n'insistera jamais assez sur la nécessité de suivre son ressenti : admettre pour vrai que ce qui résonne en soi.

L'émotion révélatrice peut avoir aussi une origine dans une mémoire trans-générationnelle. Cela a été démontré scientifiquement par une équipe de chercheurs de l'Emory University School of Medecine d'Atlanta, aux États-Unis. Ces chercheurs ont étudié les réactions de plusieurs générations de souris. Ils ont d'abord appris à un groupe de souris à éviter une odeur semblable à celle des fleurs de cerisier. Puis, ils ont observé que les générations suivantes montraient également la même répugnance à ce parfum. Ceci est la preuve qu'une émotion vécue par les parents peut se transmettre aux générations suivantes et ce par l'intermédiaire de leur ADN.(D'après la revue Santé Science et Conscience d'avril 2014).

Très souvent la maladie, et le cancer en particulier, est le signe que nous ne sommes pas en harmonie. Quelque chose cloche dans notre vie et notre corps nous rappelle à l'ordre : vas-tu te réveiller et prendre les décisions nécessaires ? Ces décisions peuvent être d'ordre professionnel, familial ou environnemental. Est-ce que je pars au travail avec joie ? Suis-je en accord avec mon conjoint ou ma compagne ? Est-ce que mon environnement me convient ?

Lorsque l'on se rend compte que la maladie est un signal d'alarme, il y a alors deux choix possibles : soit prendre la décision de changer ce qui ne nous convient plus, soit si cela ne semble pas réalisable, trouver les raisons d'accepter ces conditions de vie et peut-être, être amené à faire un travail de pardon.

Voici un exemple du premier choix : dans les premières années de ma vie professionnelle, je développai un zona dans le dos. L'ami médecin que je consultai alors, eut la sagesse de dire qu'il n'avait aucune solution à me proposer mais me demanda s'il y avait quelque chose qui n'allait pas dans ma vie. Je me rendis compte que je ne supportais plus mes conditions de travail. En effet, à cette époque, j'avais quitté mon poste de documentaliste au Bureau de Recherches Géologiques et Minières à Paris pour seconder ma belle-mère dans son magasin de textiles. J'avais eu pour cela une autre bonne raison : vivre en région parisienne ne me permettait pas de concilier vie professionnelle et familiale car j'attendais mon deuxième enfant. Malheureusement, j'avais vite déchanté : l'ambiance n'était pas au top, il y avait incompatibilité d'humeur entre ma belle-mère et moi ! À la question de ce médecin, je répondis aussitôt : *Je ne supporte plus ma belle-mère ! J'en ai plein le dos !* J'allais aussitôt donner ma démission... et le zona disparut !

Actuellement, de nombreuses personnes se rendent compte que leur vie professionnelle ne leur convient plus et elles profitent de ce temps d'arrêt apporté par la maladie pour y réfléchir et trouver le moyen d'une réorientation. Avec plus ou moins de difficultés, elles retrouvent la santé et se dirigent vers une voie qui leur convient mieux.

Abordons maintenant le deuxième choix, celui des personnes qui ne peuvent ou n'ont pas le courage de changer leur vie. Je pense surtout à ceux ou celles qui s'aperçoivent que leur compagnon ou compagne de vie ne leur correspond plus. Changer lorsqu'il y a des enfants, un environnement matériel agréable, pas de situation professionnelle, n'est certes pas une décision facile à prendre et cela peut se comprendre. Parfois cependant, j'ai connu des cas où il n'y avait pas d'entraves à un changement et pourtant les personnes ne pouvaient s'y résoudre. Certaines ont su trouver un bénéfice à rester dans cette situation et elles ont guéri – parfois pour un certain temps - tout en gardant les mêmes conditions de vie. D'autres parfois n'ont su ou pu trouver la force nécessaire et ont choisi une autre porte de sortie : la maladie les a emportés vers une autre vie.

Avec la seule introspection, trouver la cause de la maladie n'est pas toujours facile mais il ne faut surtout pas désespérer. Nous avons la chance de vivre à une époque où de nombreuses méthodes d'investigation de notre inconscient ont été mises au point et cela permet d'avoir à notre disposition des thérapies qui aident à *gommer* nos mémoires traumatiques : Kinésiologie, Sophrologie, Fasciathérapie, Élixirs de Bach, (abordés en dans la 3ème partie), EFT*, Brain Gym**, EMDR***, etc...

Avant de terminer ce chapitre, je voudrais que chacune et chacun garde bien à l'esprit que les thérapeutes qui nous sont nécessaires sont toujours mis sur notre route, si **nous avons confiance** en ce que certains appelleront leur bonne étoile, d'autres, le hasard. D'autres encore savent qu'ils nous sont envoyés par toutes nos Aides du Monde Invisible.

Trouver l'origine de la maladie est nécessaire pour envisager l'avenir.

* L'EFT, « Emotional Freedom Technique », technique de libération émotionnelle, aide à réduire le stress, ralentir le vieillissement, apaiser les douleurs chroniques et les troubles anxieux. Elle est également efficace dans l'accompagnement de la perte de poids, des pulsions et des addictions. L'EFT fait partie de la famille de la psychologie énergétique qui regroupe une trentaine de méthodes ayant la particularité d'agir sur le côté psychologique et somatique grâce à des interventions sur les méridiens énergétiques de la médecine traditionnelle et chinoise ou biochamp. Par sa double action sur l'esprit et le corps c'est un outil très efficace pour accompagner et traiter toutes les pathologies psychosomatiques, qu'elles se manifestent sur le plan physique ou psychique, qui viennent de traumatismes récents ou anciens. Son action est rapide et pérenne. Elle est aujourd'hui reconnue par les organismes de formation continue des médecins et psychologues aux États Unis et utilisée par le gouvernement britannique et l'institut Nice (HAS anglais) comme traitement du syndrome de stress post traumatique.

** Brain Gym (gymnastique du cerveau) consiste en un ensemble de mouvements corporels simples mis au point par le Docteur Paul Dennison et sa femme Gail Hargrove-Dennison. Ces spécialistes du processus de l'apprentissage - aussi bien chez l'enfant que chez l'adulte - ont mis au point la Kinésiologie éducative ainsi que des mouvements qui permettent de dépasser les blocages.

*** EMDR ou Eye Movement Desensitization and Reprocessing soit en français Désensibilisation et Retraitement par les Mouvements Oculaires est issu des travaux de la psychologue américaine Francine Shapiro (1948-2019). Apprenant en 1979 qu'elle était atteinte d'un cancer, elle se promenait dans un parc et admirait le paysage en le balayant des yeux de gauche à droite. Elle se rendit compte alors que ses pensées très moroses avaient été apaisées par ce mouvement. Elle continua à expérimenter cette technique sur elle-même, puis sur des membres de sa famille et enfin sur des amis. Après avoir passé un Doctorat en Psychologie Clinique, elle continua ses recherches sur des vétérans de la guerre du Vietnam au Mental Research Institute of Palo Alto en Californie avant d'officialiser cette technique en 1989 sous le nom de EMDR, méthode actuellement pratiquée dans le monde entier.

Avoir un objectif de Vie

Pour retrouver la santé ou même pour la conserver, il est important d'avoir un but dans la vie autrement dit : un objectif d'avenir. Cela est d'ailleurs prouvé scientifiquement par les études de différents psychologues.

Aux États-Unis, en 2010, la neuropsychologue Patricia Boyle et son équipe de chercheurs du Centre Rush pour la maladie d'Alzheimer de Chicago, ont étudié durant cinq ans, un groupe de personnes âgées en moyenne de soixante-dix-huit ans. Après avoir été classées suivant une échelle dérivée de *l'échelle du bien-être psychologique* de la psychologue américaine Carol Ryff de l'Université de Madison (Wisconsin), ces personnes ont été suivies tant au niveau physique, que psychologique et cognitif. De plus, ces personnes avaient autorisé qu'une étude histologique par autopsie de leur cerveau soit effectuée après leur décès. Cette étude a permis de constater 50% de décès en moins parmi les personnes ayant un but par rapport à celles qui n'en avaient pas et qu'avoir un but ralentit aussi le déclin cognitif de 30% environ. Leurs facultés physiques étaient également bien meilleures.

De plus, l'autopsie de leur cerveau montra que, même si les marqueurs de la maladie d'Alzheimer étaient présents, elle ne s'était pas déclarée.

On peut se demander ce que l'on entend par objectif de vie ? Il s'agit d'avoir un but qui dépasse les seuls besoins quotidiens : manger, dormir, se laver. Avoir un but, c'est-à-dire un objectif de vie, c'est reconnaître la direction que nous voulons donner à notre vie et ce qui est primordial dans celle-ci. Ce n'est pas forcément faire des actions extraordinaires mais réaliser celles qui nous apportent la sérénité et la joie. S'autoriser à vivre un rêve ou des rêves que l'on a toujours gardés à l'esprit sans oser se le permettre peut contribuer à la guérison.

Je pense par exemple au cas de l'américain Martin Brofman. En 1975, Martin travaillait à Wall Street, la bourse de New York où il vivait le stress des milieux financiers. Un jour, il ressentit des symptômes physiques anormaux : son bras droit se paralysait, ses jambes ne le portaient plus correctement, des sortes d'ondes électriques partaient de sa colonne vertébrale et se diffusaient jusqu'à ses mains et ses pieds. À l'hôpital, il lui fut diagnostiqué une tumeur au niveau de la moelle épinière et les médecins conseillèrent une opération immédiate avec le risque de rester tétraplégique.

À son réveil, il apprit que les médecins n'avaient pu ôter la tumeur car elle avait des ramifications à l'intérieur même de la moelle épinière. Ils lui apprirent qu'il lui restait au mieux un ou deux mois à vivre à condition de ne pas tousser, ni éternuer et il fut renvoyé chez lui. On imagine très bien le choc ressenti ! Il décida alors de passer les dernières semaines de sa vie en faisant uniquement ce qui lui faisait plaisir. Il vivait chaque jour comme s'il s'agissait du dernier…

Au bout de quatre mois, il était toujours là et commença à envisager la possibilité d'être encore en vie au Nouvel An suivant et il décida de faire une chose qu'il s'était toujours refusé mais dont il avait envie depuis longtemps : s'offrir des vacances dans un Club Méditerranée en Martinique. Il y rencontra un moine Zen qui organisait des méditations au lever du soleil et se confia à lui.

Cette rencontre lui permit de comprendre que ce cancer était le résultat du stress apporté par sa vie professionnelle, de son manque de bonheur et de la nécessité de changer de vie. Martin Brofman découvrit que ce cancer avait été créé par son mental et qu'en changeant la programmation de celui-ci, il lui était possible de guérir. Il entreprit des lectures, pratiqua la relaxation, la méditation, la pensée positive et la visualisation créatrice. Il s'imagina quelques mois plus tard aller consulter à nouveau son médecin : il allait l'examiner, se gratter la tête et dire que peut-être il y avait eu une erreur de diagnostic car il n'y a plus rien. C'est exactement ce qui se passa ! Quelques temps plus tard, devant passer un examen de la vue pour récupérer son permis de conduire, il s'aperçut que sa myopie avait disparu.

Lorsqu'en 1988, par le biais de l'association Liberté-Santé 36, Martin Brofman vint donner une conférence à Châteauroux, il expliqua *: J'ai travaillé sur moi-même, j'ai fait beaucoup de recherches à l'intérieur pour voir toutes les manières dont j'avais créé le cancer... J'ai vu comment la transformation interne fait partie intégrante de tout processus de guérison parce que j'étais intéressé à sauver ma vie, ça m'intéressait de sauver mon être et j'ai découvert que le résultat était d'être* *beaucoup plus heureux et beaucoup plus en harmonie avec mon environnement.*

Ce cancer avait tellement transformé sa vie qu'il voyagea dans le monde entier durant plus de trente ans pour partager son expérience au travers de conférences et d'ateliers. Il est aussi l'auteur de plusieurs livres.

Pour certains ou certaines, le but peut être d'assumer pleinement leurs responsabilités familiales. Je me souviens d'une jeune femme qui, suite à un divorce, assumait seule l'éducation de son fils. Je la rencontrai alors qu'il venait de lui être diagnostiqué un cancer et elle me confia qu'au moment de sa séparation et de sa reconversion professionnelle, elle s'était dit : *il faut que je tienne le coup jusqu'au bac de mon fils.* Celui-ci avait encore quelques mois avant de passer cet examen et enchainer ensuite sur de longues années d'étude. J'ai essayé de lui faire comprendre qu'elle s'était programmée sur un court terme et qu'une mère reste toujours importante pour ses enfants, même lorsqu'ils sont devenus adultes et indépendants. Je lui expliquai surtout qu'elle pouvait changer sa programmation et inverser le processus de la maladie. Ce qu'elle ne put réaliser car elle décéda quelques mois après le bac de son fils.

Pour d'autres personnes, plus âgées, le but peut être d'apporter une aide à leurs enfants en s'occupant des petits-enfants. Je pense à une autre femme qui, après le décès de son mari, développa très vite un cancer du sein. Depuis des années, elle s'impliquait beaucoup dans le suivi scolaire de ses petits-enfants. Son but fut de guérir le plus vite possible afin de continuer à assumer cette tâche que personne d'autre - selon elle - ne pouvait accomplir et qu'elle jugeait indispensable pour leur avenir. Le résultat fut très positif.

Avoir un intérêt particulier, une passion, est un facteur essentiel dans le processus de guérison. Dans notre pays où les acquis sociaux permettent de prendre sa retraite - parfois très tôt - des personnes ne savent pas comment s'occuper. On constate qu'elles tombent très vite malades et se dirigent inexorablement vers une perte d'autonomie et/ou la mort. Pourtant, si un autre travail n'est pas facile à exercer, le bénévolat offre de multiples façons de se rendre utile. Il a d'ailleurs été constaté que les personnes ayant des activités bénévoles, altruistes, c'est-à-dire qui se dévouent pour la communauté, restent en meilleure santé ou guérissent plus rapidement si elles tombent malades.

Avoir un but dans sa vie
est gage de bonne santé ou de guérison.

Renforcer ses défenses immunitaires

Tous les êtres vivants possèdent un système immunitaire, c'est-à-dire un système de défense qui réagit aux agressions que sont les infections et les maladies. Il s'agit d'un ensemble d'éléments biologiques capables de reconnaître les organismes étrangers au leur et non bénéfiques tels les virus, certaines bactéries, les parasites, les substances toxiques. Une première barrière immunologique se trouve au niveau de la peau et des muqueuses, ce qui montre l'importance de l'hygiène corporelle sans excès toutefois.

Puis, il existe deux sortes d'immunité ; l'immunité innée et l'immunité acquise. Comme son nom l'indique, la première existe en nous dès la naissance. C'est un système très complexe dans lequel de nombreux organes, tissus,... sont impliqués, tels la moelle osseuse et le thymus qui assurent la formation des lymphocytes. La rate, les amygdales, les ganglions lymphatiques, les cellules lymphoïdes situés sur les muqueuses interviennent également.

L'immunité acquise est celle que nous obtenons à la suite d'une maladie ou d'un vaccin. Elle peut être durable ou seulement pour quelques temps. En ce qui concerne l'immunité vaccinale, j'émettrai cependant des réserves puisque certains additifs, tel l'aluminium, peuvent avoir de graves conséquences. Et surtout, on peut se demander comment un jeune enfant - dont le système immunitaire n'est pas complètement formé - peut résister aux 11 vaccins* qu'il doit supporter dès ses premiers mois de vie. Mais cela est une autre histoire... !

L'immunité dépend essentiellement des lymphocytes T produits par le thymus, et B provenant de la moelle osseuse. D'autres, connus seulement depuis 1960, portent le nom de Natural Killers, Tueurs Naturels ou NK qui s'attaquent essentiellement aux cellules cancéreuses. On se doute qu'il s'agit d'un fonctionnement extrêmement complexe mais primordial pour rester en bonne santé ou pour la retrouver.

Lors d'une maladie, quelle qu'elle soit, le système immunitaire étant débordé par la situation, il est indispensable de l'aider à surmonter ses difficultés. Dans le récit de mon parcours de guérison, le lecteur ou la lectrice auront remarqué que j'ai utilisé pour cela différentes thérapies : l'homéopathie et les huiles essentielles, mais je me suis également complémentée par des apports de vitamine C, de magnésium, et surtout, à cause de mes nombreuses pertes de sang, de fer assimilable** et par la prise régulière de Plasma de Quinton. J'ai également consommé beaucoup de thé vert qui est un antioxydant, sans oublier mes fameuses gélules de poudre de serpent à sonnette.

*En France, jusqu'au 31/12/2017, la vaccination obligatoire concernait 3 maladies : Diphtérie, Tétanos, Poliomyélite. Depuis le 1er/01/2018, l'obligation vaccinale est passée à 11 maladies. Ont été rajoutées : Coqueluche, Haemophilus influenzae de type b, Hépatite B, Pneumocoque, Méningocoque de serogroupe C, Rougeole, Oreillons, Rubéole. Soit 10 injections entre 2 mois et 18 mois pour 11 maladies !

J'ai la tête dans les Étoiles, mais je garde toujours les pieds sur Terre. Ne sommes-nous pas des *Êtres Spirituels venus vivre une expérience dans la Matière ?* Je ne suis pas de celles qui pensent que des êtres spirituels peuvent se guérir uniquement par le seul pouvoir de leurs pensées. En théorie, cela peut l'être mais il faut humilité garder : peu d'entre nous en sont capables. Même les grands Sages actuellement incarnés ne rejettent jamais les ressources apportées par la société moderne à condition, bien sûr, que celles-ci n'apportent pas d'effets secondaires indésirables.

Pour terminer sur le sujet, je ne peux résister à vous conter une petite histoire entendue plusieurs fois, avec des versions différentes, mais dont la conclusion est toujours la même. De mémoire, en voici une :

Il était une fois un pêcheur qui exerçait son métier sur un très grand fleuve, naviguant sur une petite barque qui paraissait bien dérisoire devant la force du courant. C'était son métier et il n'avait pas peur. Il était expérimenté. Mais un jour, un peu inattentif, il fit un mouvement malencontreux et tomba à l'eau. La barque emportée par le courant, il fut dans l'impossibilité de remonter à bord. Il n'eut pas peur et commença à se diriger vers la rive. D'une part, il était bon nageur et d'autre part, il était très croyant : il savait que Dieu allait l'aider.

** La supplémentation en fer par l'alimentation n'est pas suffisante. Dans mon cas, j'ai trouvé d'excellents compléments naturels qui ont aidé mon corps. Je suis très réservée sur certains médicaments chimiques censés apporter du fer car il a été prouvé que le corps ne les assimile pas.

Un pêcheur passant à proximité lui proposa de monter à bord mais il refusa et continua à nager vers la rive. Mais celle-ci était encore loin et ses forces commençaient à faiblir, lorsqu'un gros tronc d'arbre passa à ses côtés. Il aurait pu s'y accrocher mais ne le fit pas car sa grande foi l'amenait à penser que Dieu allait lui donner la force d'aller jusqu'au rivage. Puis ce fut un gros poisson qui s'approcha et tourna longtemps autour de lui sans qu'il comprenne qu'il avait à nouveau un moyen de se maintenir à la surface.

Finalement à bout de forces, notre homme coula et se noya. Arrivant au Ciel, il fut accueilli par Dieu Lui-même à qui il fit aussitôt ce reproche : Seigneur, je t'ai toujours prié alors pourquoi ne m'as-tu pas sauvé ? Et Dieu répondit : Je t'ai envoyé plusieurs aides et tu n'as pas su les reconnaître !...

Fournir à notre corps les substances nécessaires
pour obtenir un excellent système immunitaire
est primordial.

Choisir son Alimentation

Je ne vais pas vous dire : il faut manger ceci ou cela... Vous abstenir de tel ou tel aliment. C'est à chacun de ressentir quelle nourriture lui convient.

Durant ma période de *perte de santé*, je ne me suis jamais astreinte à un régime particulier. Je n'en avais ni la force, ni les moyens financiers. J'appréciais tout particulièrement les plats préparés que m'apportait ma fille ou mes amies. Cependant, il m'est souvent arrivé de me nourrir à l'instinct, non pas par l'instinctothérapie qui préconise une nourriture crue mais seulement en écoutant mon ressenti.

Ainsi certains matins, je me réveillais avec une envie bien précise : manger une belle entrecôte, du foie de veau ou du saucisson à l'ail, aliments que je n'avais plus l'habitude de consommer depuis longtemps, privilégiant viande blanche ou poisson. Je me suis rendu compte que ces aliments apportaient du fer, élément dont j'avais besoin du fait de mes pertes de sang. Cette consommation de viande - toute relative d'ailleurs - amena certaines de mes relations à ne plus avoir envie de me fréquenter. La raison : le fait de consommer de la viande montrait que je n'étais pas spirituelle ! La rupture de nos relations ne me chagrina pas !

Ces fanatiques de tel ou tel régime ne comprennent pas que c'est la diversité qui fait le piment de la vie. Le respect du choix de chacun est important et il est plus agréable de partager son repas avec quelqu'un qui mange de la viande en étant en joie plutôt qu'avec certains végétariens purs et durs qui, parfois, n'ont même plus l'énergie de rire.

Prendre nos repas dans la joie permet une meilleure digestion. Manger quelque chose qui fait plaisir est toujours mieux assimilé par notre organisme. L'importance est de manger en quantité raisonnable, ni trop, ni trop peu et surtout de remercier tous les aliments qui se trouvent dans notre assiette ; de remercier pour nos conditions de vie qui nous permettent de manger à notre faim. Avec le rejet des religions, nous avons souvent oublié des actes recommandés par celles-ci et le *Bénédicité,* la prière de remerciement en début de repas en est un.

Je rappellerai seulement ici la nécessité de réduire, voire même de proscrire certains aliments tels le sucre raffiné, certaines graisses industrielles et de façon plus générale les plats préparés tous bourrés d'additifs, de conservateurs. D'autant que ceux-ci ont également un impact sur le sommeil dont nous parlerons dans le prochain chapitre. Les chercheurs du Centre médical de l'Université de Columbia à New-York ont démontré que manger trop de sucre augmente le nombre de réveils nocturnes et manger trop de graisses saturées rend le sommeil plus léger (cf le magazine Alternative Bien-Être de mai 2016).

Une étude faite en 2018 par des chercheurs néerlandais et allemands, dont Anette Christ de l'Université de Bonn (Allemagne), montre que les aliments industriels ont une influence négative sur le système immunitaire. Cette étude réalisée sur des souris nourries durant un mois avec un régime riche en sucre et en graisses mais pauvre en fibres (comme l'alimentation d'une grande partie des Européens), constate une réaction inflammatoire de l'organisme de ces animaux : *La malbouffe est perçue comme une agression par le système immunitaire qui produit des globules blancs en quantité anormalement élevée.* De plus, cette inflammation perdure même après le retour à un régime alimentaire sain.

L'alimentation actuelle n'apportant pas tous les oligo-éléments nécessaires à notre organisme, il est indispensable d'y ajouter des compléments alimentaires. Il est également fortement recommandé, surtout en cas de chimiothérapie, de prendre du Desmodium car cette plante protège le foie (voir page 185).

Bien choisir son alimentation est
un acte de prévention.

S'accorder du repos

Dès le début de ma maladie, la Docteure Wadoux insista sur la nécessité du repos, ce que je pus pleinement réaliser après la fermeture de la librairie. Je rattrapai ainsi le temps perdu, car dans les mois qui suivirent, je pense y avoir consacré plus des trois quarts de mon temps. Outre de longues heures de sommeil, je passais une partie de mes journées au calme, assise dans mon canapé à faire des plaids au crochet en écoutant de la musique douce ou tout simplement à réfléchir. Je me couchais tôt, me levais tard et faisais une longue sieste après le déjeuner.

Cela m'était d'autant plus facile que j'ai toujours eu un excellent sommeil et que je m'endors quasi-instantanément. Durant les périodes les plus actives et stressantes de ma vie professionnelle, il m'arriva souvent de dormir durant tout le week-end. Je me souviens même qu'une année lors de nos vacances estivales en Corse, j'étais arrivée tellement fatiguée que je me levais uniquement pour préparer les repas des enfants et passais le reste du temps à dormir, sans mettre un pied dehors. À tel point que les gens du village s'inquiétèrent auprès de mes enfants, pensant que je devais être malade. Au bout d'une semaine de ce régime, j'avais retrouvé toute mon énergie et repris une vie normale de vacancière, faite de plage, de promenades ou d'excursions.

Actuellement encore, lorsque je ressens un coup de fatigue dans la journée, il suffit d'une petite demi-heure de sieste pour que je sois à nouveau opérationnelle. J'avoue que c'est une grande chance et je remercie d'avoir une telle constitution.

Regardons d'un peu plus près en quoi consiste cette faculté de régénération propre à tous les êtres vivants, humains ou animaux. Nous avons tous un rythme biologique basé sur une durée d'environ 24 heures et réparti entre deux périodes : un temps de veille et un temps de sommeil. Ce dernier correspond à une baisse de nos activités physiques qui se répercute sur l'activité physiologique : les rythmes cardiaque et respiratoire baissent ainsi que la pression artérielle.

L'activité cérébrale - enregistrée par un Électroencéphalogramme - se manifeste par des ondes d'amplitudes différentes. Cette intensité ou fréquence des ondes, permet de différencier nos périodes de veille et de sommeil ; elle est évaluée en cycles ou nombre d'ondulations par seconde. Durant le temps d'activité journalière (nocturne pour certains), les ondes cérébrales sont appelées Béta (entre 15 et 40 cycles par seconde) et le sommeil se décompose en plusieurs phases.

En effet, les travaux du Professeur Allan Rechtschaffen du département de Psychiatrie de 'Université de Chicago et du psychiatre Anthony Kales, leur ont permis d'établir en 1968 une classification en 5 stades différents et successifs, classification qui porte leur nom : classification de Rechtschaffen et Kales. Durant ces différents stades, la fréquence des ondes cérébrales diffère. En période de sommeil, on va distinguer :

- Le stade 1 ou période d'endormissement avec des ondes Thêta (4 à 8 cycles par seconde). C'est une période de demi-sommeil.

- Le stade 2 ou sommeil lent léger avec des ondes Alpha (8 à 12 cycles par secondes). Période où le réveil est facile.

- Les stades 3 et 4 ou sommeil lent profond durant lequel aux ondes Alpha s'ajoutent quelques ondes Delta du stade 5 (1 à 3 cycles par secondes), est un temps de régénération.

- Le stade 5 ou sommeil paradoxal en ondes Delta est la période du rêve et de l'apprentissage, appelé également REM (Rapid Eye Movement) car sous les paupières fermées il y a des mouvements oculaires très rapides.

La récupération physique se fait durant les quatre premiers et la récupération psychique dans le cinquième.

L'adage populaire : *la nuit porte conseil* est tout à fait justifié, puisque dans le stade 5, notre cerveau fait en quelque sorte le tri des informations reçues. Lors de mes études, j'avais remarqué qu'il était inutile de chercher longuement la solution d'un problème mathématique. Il me suffisait d'en lire l'énoncé avant de me coucher et le lendemain matin, la solution était là, claire et nette.

Depuis quelques années, de nombreux chercheurs se sont penchés sur les bienfaits du sommeil. Certains ont observé que les personnes dormant moins de 6 heures par nuit, ont 4 fois plus de chance d'attraper un virus que celles dormant 8 heures qui est le temps conseillé pour un adulte. Le manque de sommeil affaiblit le système immunitaire. On sait également que c'est durant la nuit que notre organisme crée les nouvelles cellules qui remplacent les cellules mortes.

Des études faites sur des personnes privées de sommeil montrent qu'elles présentent des pertes de mémoire, que leurs réflexes sont moins actifs, qu'elles peuvent être désorientées, sujettes à des hallucinations et que leur température baisse (jusqu'à 36°).

Le manque de sommeil serait un perturbateur du métabolisme général et influerait sur nos choix d'alimentation. Une étude parue dans l'American Journal of Clinical Nutrition de 2018, sur des personnes dormant moins de 7 heures par jour, a montré que lorsqu'elles augmentent leur temps de sommeil, leur consommation de sucre diminue spontanément de 10 grammes par jour.

L'importance du sommeil et du repos est confirmée par l'histoire de David Servan-Schreber (1961-2011). Ce médecin français, chercheur en neuroscience, fut enseignant à l'Université de Lyon et professeur de Psychiatrie à l'Université de Pittsburg en Pennsylvanie (USA). En 1992, les médecins lui diagnostiquèrent une tumeur au cerveau et lui donnèrent une espérance de vie de trois à quatre ans maximum. Neuropsychiatre, il réalisa que la médecine occidentale moderne soignait le corps, sans tenir compte ni de l'esprit, ni des récentes découvertes sur la prévention. Dix-neuf ans plus tard, il était la preuve vivante que nous sommes responsables de l'évolution de la maladie et partagea sa méthode dans le livre *Anticancer* (paru chez *Laffont en 2010*). Mais quelques mois plus tard, il fit une rechute et profita de ses derniers mois pour faire son autocritique dans un autre ouvrage : *On peut se dire au revoir plusieurs fois* (Éditions Laffont 2011).

Cette rechute l'amena à se poser cette question : *Les méthodes que je défends dans Anticancer sont-elles toujours valides à mes yeux ou dois-je reconnaître qu'elles n'offrent pas de protection contre les rechutes* ? Et la réponse fut oui (les méthodes que je défends sont toujours valables). Oui, *sauf que je n'ai pas assez pris soin de moi et ce, depuis bien des années.*

Dès la publication de son premier livre *Guérir* (Éditions Laffont 2003) et surtout après celle *d'Anticancer,* les retours des lecteurs étaient tellement enthousiastes qu'il enchaîna d'innombrables déplacements dans le monde entier pour donner des conférences ou des séances de dédicaces. Il se donna à fond pour défendre ses idées et *s'est infligé d'innombrables décalages horaires dont on connaît l'effet négatif sur le système immunitaire... J'ai eu la faiblesse de croire que j'étais protégé du seul fait que je respectais un certain nombre de précautions : je surveillais ma nourriture, je me déplaçais quotidiennement à vélo, je méditais un peu et faisais un peu de yoga chaque jour. J'ai cru que cela me donnait licence pour ignorer des besoins fondamentaux de mon organisme, comme le sommeil, des rythmes réguliers et du repos,* écrit-il dans son dernier ouvrage.

Il me semble que son analyse est bonne mais incomplète car il n'a jamais eu foi en sa totale guérison. Au sujet de sa rechute, il écrit : *Je savais que ça arriverait un jour. Je connaissais les pronostics de mon cancer. Tôt ou tard, ça allait revenir. Je pouvais retarder l'échéance, je pouvais gagner des années de répit. Je ne pouvais faire que cette tumeur disparaisse à jamais.* Il a été fait selon sa croyance puisqu'il décéda en 2011.

Se reposer ne veut pas dire arrêter toute activité physique. Si l'on a encore la force de faire de la marche ou un sport – ce qui n'était pas mon cas -, il est conseillé de continuer d'autant qu'il a été reconnu qu'une marche d'environ 30 minutes par jour contribue à diminuer les effets secondaires de la chimiothérapie.

Le repos est l'un des éléments indispensables
à la guérison.

Surveiller ses pensées

J'ai déjà indiqué l'importance de nos pensées dans la 4ème partie de ce livre. Que nous soyons malade, en train de faire un parcours de guérison ou que nous soyons en santé, comme disent nos amis canadiens, il est absolument indispensable de bien gérer nos pensées. Nous vivons dans une société où nos médias (journaux, radios, télévisions, réseaux sociaux) nous rabâchent tellement de discours négatifs ou diffusent tant d'images de catastrophes qu'il n'est pas toujours facile de rester optimistes.

Nous en sommes témoins depuis quelques mois avec l'arrivée de ce coronavirus dénommé Covid 19, où chaque jour, on nous indiquait l'avancée de la pandémie avec le nombre de nouveaux décès. Les statistiques n'ont jamais énuméré les personnes atteintes de façon légère et qui se sont guéries très vite, certaines même ayant côtoyé ce virus sans ressentir aucun symptôme. Et la peur a fait son effet : même dans nos campagnes où des personnes en plein été n'osaient mettre le nez dehors avec ou sans masque. Il est évident que ces lectures et ces reportages ont apporté forcément des émotions négatives, des peurs qui sont nuisibles à notre santé en abaissant nos défenses immunitaires.

Cette action sur le système immunitaire est maintenant démontrée scientifiquement. À la suite des travaux de la neuroscientifique Candance Pert (1946-2013) de l'Université de Georgetown à Washington, résumés dans son livre *Les Molécules de l'Émotion,* de nombreux chercheurs se penchent sur l'influence de l'esprit sur l'organisme, autrement dit, de nos pensées sur notre santé.

Nous avons d'une part, un système nerveux qui enregistre nos émotions - qu'elles soient positives ou négatives - et les transmet à nos différents organes par l'intermédiaire de substances appelées neurotransmetteurs. Et d'autre part, nous avons un système immunitaire chargé, par l'intermédiaire des globules blancs, d'attaquer les mauvaises bactéries, les virus, les cellules cancéreuses et les cellules mortes. Ces globules blancs portent à leur surface des récepteurs qui reconnaissent les réactions émotives apportées par les neurotransmetteurs et réagissent en fonction de la nature de celles-ci.

La peur, l'angoisse et autres émotions négatives, vont déclencher une sécrétion d'adrénaline et de cortisol ou hydrocortisone. Ces substances sont toutes deux considérées comme hormones du stress. La première agit sur l'activité cardiaque, la pression artérielle et la seconde, sur la régulation de la glycémie. Une émotion négative va produire une sécrétion de ces hormones supérieure à la normale et dont les effets pourront être néfastes. J'ai d'ailleurs une expérience personnelle sur le sujet :

Durant de nombreuses années, j'ai fait des crises d'hypoglycémie en fin de matinée. J'ai réussi à stabiliser cette situation en n'absorbant aucun sucre rapide à mon petit-déjeuner or, je me suis rendu compte qu'en cas de contrariété, je retrouve systématiquement les symptômes de l'hypoglycémie (perte d'énergie, tremblements, suées, faim), symptômes qui disparaissent dès que j'absorbe quelque boisson ou nourriture. Par prudence, j'ai gardé l'habitude d'avoir toujours avec moi une barre énergétique ou un sachet de sucre.

Le médecin et psychothérapeute belge, Thierry Janssen, écrit dans son livre « *La Solution Intérieure* » (Éditions Pocket) :

Une personne qui vit dans le stress, les conflits et les émotions désagréables est quasiment sûre de perdre des dizaines d'années de vie en bonne santé.

Par ailleurs, l'action des pensées est démontrée maintenant de façon scientifique par une équipe de chercheurs russes, l'équipe du biophysicien et biologiste moléculaire Pjotz Garjajev. La plupart des scientifiques occidentaux travaillent uniquement sur 10% de notre ADN, considérant que les 90% restants sont inutiles (appelés ADN junk, c'est-à-dire rebut ou poubelle), alors que les Russes pensent que la Nature n'est pas stupide, c'est-à-dire que tout ce qui existe dans notre organisme a sa raison d'être. De ce fait, ils étudient ces zones oubliées de l'ADN. Pour eux, l'ADN sert à la construction de notre corps mais possède également un rôle de stockage d'informations et de communication. Par l'étude du comportement vibrationnel de l'ADN, ils ont déterminé *que la substance ADN vivante réagit toujours au langage modulé des rayons laser et même aux ondes radios à condition d'utiliser les fréquences convenables.*

Cette démonstration explique l'efficacité des paroles positives tout comme les dégâts potentiels des pensées négatives. Notre corps est programmable par les mots et les pensées… à condition d'utiliser une fréquence correcte et nous l'avons déjà vu (page), les molécules d'eau en cristallisation sensible sont différentes suivant la vibration reçue. Ceci explique également les résultats obtenus par l'hypnose, la sophrologie ou toutes autres pratiques de pensée positive.

Ceci nous amène à réfléchir sur la puissance du pronostic et sur l'attention à porter aux mots employés. Lorsqu'une substance médicamenteuse est testée sur des « *cobayes* » humains, c'est-à-dire sur des malades, il est fait ce qui est appelé expérience en *double aveugle*. Autrement dit, la moitié des personnes reçoit la substance sensée avoir des vertus curatives et l'autre, sans le savoir, reçoit une substance neutre, c'est-à-dire inactive. Ce qui, en soi, est parfaitement injuste et même malhonnête puisque ces personnes sont condamnées à ne pas avoir d'effets curatifs. Or curieusement, certaines ont des effets bénéfiques : c'est ce que l'on appelle l'effet Placébo. Le psychisme de ces personnes les a persuadées qu'elles allaient être soulagées… et elles le sont !

Mario de Beauregard dans son livre « *Le Pouvoir de la Conscience* » signale une expérience faite en double aveugle sur des patients atteints d'arthrose du genou. Des personnes ayant subi une opération fictive ont remarché à nouveau sans canne et se sont même mises à pratiquer un sport (basket) !

Il existe un effet inverse : l'effet Nocebo qui se produit lorsqu'une substance est administrée en évoquant d'éventuels effets indésirables qui n'existent pas en réalité. Certaines personnes manifestent les symptômes correspondants. C'est ce qui se produit aussi, lorsqu'un hypnotiseur induit une idée de brûlure et qu'une cloque apparaît sur le bras de la personne hypnotisée.

Plus grave est l'impact que produisent les paroles d'un thérapeute lorsqu'il annonce un pronostic de mort à plus ou moins longue échéance. Le Professeur Didier Raoult signale : *Quand vous dites aux gens qu'ils vont mourir, on voit les zones qui s'éteignent dans le cerveau : ça s'appelle l'effet Nocebo. Quand on dit ça tous les soirs à la télé, on crée l'effet Nocebo, qui est visible radiologiquement.*

Il est important aussi de prendre conscience que surveiller ses pensées veut dire aussi surveiller ses paroles. Il est recommandé de ne pas dire MA maladie ou MON cancer, mais LE cancer ou LA maladie. Un autre exemple : *« Je ne veux plus être malade »* est à remplacer par *« Je veux être en bonne santé »*. Il faut éviter de prononcer le mot maladie car notre subconscient va entendre et enregistrer le mot *maladie*.

Penser positivement améliore
grandement la santé.

Accepter

Parfois nous trouvons l'origine de la maladie, c'est-à-dire le traumatisme déclencheur et pour un tas de raisons, nous ne pouvons changer la situation. Pour pouvoir guérir complètement, il est important alors de l'accepter totalement et de voir les avantages que cette situation nous apporte. Il y en a forcément !

Je pense par exemple à l'une de mes consultantes qui déclara un cancer quelques mois après avoir découvert l'infidélité de son mari. Elle pensa tout d'abord le quitter mais, malgré la possibilité matérielle de le faire, ne put s'y résoudre. Peut-être était elle trop attachée à leur maison ? Que sais-je ? Elle ne put ni envisager un nouveau départ, une autre vie, ni accepter cette situation comme mineure, juste un accident de parcours. La maladie l'emporta très vite.

Je me souviens également d'une autre femme qui avait tout abandonné (région, situation professionnelle lucrative et passionnante) pour suivre l'homme qu'elle aimait. Elle avait très vite retrouvé un travail qui lui convenait mais s'était bientôt rendu compte que ses nouvelles conditions de vie familiale étaient loin d'être aussi idylliques qu'elle les avait imaginées. Elle développa alors un cancer qu'elle soigna avec succès. Elle put ensuite reprendre son travail et assumer sans aucun problème de lourdes responsabilités professionnelles, et ce, jusqu'à sa retraite. Elle retrouva alors, sans aucun dérivatif, ses conditions familiales inchangées et qu'elle n'acceptait toujours pas. Quelques mois plus tard, la maladie se réveilla et le cancer l'emporta très rapidement.

Comme l'écrit Lise Bourbeau dans son livre « *Le Cancer, un livre qui donne de l'espoir* » : *Accepter ne veut pas dire être d'accord. C'est reconnaître, accueillir un fait ou une personne. Il n'y a donc aucun jugement de bien ou de mal.*

Cependant, comment peut-on vraiment être sûr d'avoir totalement accepté ?

Sur la fin de mon parcours de guérison, j'avais cru avoir totalement accepté l'opération puisque c'était la seule solution pour rester en vie. Or, récemment, à la suite d'un léger souci de santé, le thérapeute consulté mit le doigt sur un sentiment que j'avais occulté. Il me posa la question : *avez-vous réellement accepté ?* Et je me suis rendu compte que certes, j'avais gagné mon pari puisque la grosseur enlevée était nécrosée, qu'il n'y avait aucune métastase mais il me restait le regret de n'avoir pu l'expulser par les voies naturelles. Je n'étais pas satisfaite de moi ! L'acceptation n'était donc pas totale.

Je vais inclure ici un message reçu en canalisation qui concerne une autre sorte d'acceptation :

Dans certains cas, vous devez accepter les services de la médecine officielle et la chirurgie a fait de grand progrès pour que vous puissiez retrouver un meilleur confort lorsque certaines parties de votre squelette sont usées. Il faut arrêter de culpabiliser lorsque vous n'arrivez pas à modifier ou à arrêter vos maux malgré vos changements de mentalité, vous n'êtes pas encore des dieux, loin s'en faut, aussi faut-il utiliser les moyens mis à votre disposition par la médecine actuelle et remercier que celle-ci, surtout dans le domaine chirurgical, ait fait de grands progrès.

Au risque de choquer quelques lectrices ou lecteurs, j'ajouterai que dans certains cas, l'acceptation peut être celle de quitter notre monde. En notre société, la mort est un sujet tabou. Or, il ne faut pas faire l'autruche car c'est une expérience que nous serons tous et toutes obligés d'affronter tôt ou tard. Beaucoup ignorent tout de ce passage et l'ignorance apporte forcément la peur.

Nous avons la chance maintenant de vivre à une époque où les enseignements dit ésotériques sont à portée de tous et où ceux et celles qui ont vécu des EMI ou expérience de mort temporaire osent raconter leur histoire ; il est donc tout à fait possible de se documenter. Cette connaissance du sujet doit enlever les peurs de l'inconnu. Les témoignages sont de plus en plus nombreux et j'ai moi-même écrit un livre sur ce sujet : *Chouette ! L'Invisible nous parle…*

Voici ce que les Anges m'ont transmis sur cette acceptation particulière :

Nous vous rappelons que c'est toujours le malade lui-même qui détient en lui le pouvoir de guérison. Par ailleurs, n'oubliez jamais qu'il n'y a pas que la guérison physique, il y a celle de l'âme qui est bien plus importante.

Un être peut à un moment, vous quitter sur le plan physique mais avoir acquis, grâce à cette maladie, la guérison de ses corps subtils. Vous autres humains, voyez souvent la vie par le petit bout de la lorgnette. Un malade dans une famille permet l'évolution de tous ses membres. N'oubliez jamais qu'il existe un plan divin.

Accepter, c'est admettre que nous sommes des êtres humains avec une force intérieure mais aussi des faiblesses.

S'aimer

La maladie permet de faire un retour sur soi-même. Cette période où nos forces nous abandonnent est propice à la réflexion et à l'introspection. Quelles sont nos relations avec nous-même ?

Beaucoup d'entre nous, soit de par l'éducation reçue, soit à cause de l'influence de l'inconscient collectif, n'avons pas une bonne opinion de nous-mêmes. Cela commence par notre apparence physique. Nous sommes nombreux et nombreuses à ne pas l'apprécier à sa juste valeur. Même les mannequins qui font la une de nos journaux trouvent aussi à redire sur leur physique. Il est pourtant important d'aimer ce véhicule que notre âme a choisi pour ce parcours terrestre. L'aimer, c'est lui apporter aussi tout ce dont il a besoin. Sachons aussi que les autres ne nous perçoivent pas de la même façon que nous. La plupart du temps, ils ne voient pas ce que nous croyons être des imperfections qui nous gâchent la vie. Qui n'a pas voulu se faire refaire le nez, le menton ou les oreilles jugés disproportionnés alors que personne ne les remarque ?

Je me souviens tout particulièrement d'une jeune femme rencontrée dans les premières années de ma vie d'adulte, jeune femme que j'admirais car elle avait un charme fou. Or, lorsqu'on détaillait son visage, on s'apercevait qu'il ne correspondait nullement à nos critères de la beauté, on aurait même pu dire qu'elle était laide.

Cependant, elle rayonnait tellement que nul au premier abord ne remarquait ses imperfections physiques.

Il n'y a d'ailleurs pas que notre physique que nous n'aimons pas, il peut y avoir aussi des aspects de notre personnalité. N'avons-nous pas l'habitude de nous dévaloriser ? Peut-être avons-nous eu des parents exigeants qui ne nous ont jamais félicités lorsque nous rapportions de bonnes notes mais nous ont fait remarquer que celles-ci étaient en baisse par rapport aux précédents résultats ?

De plus, ceux et celles qui adhèrent à la théorie des vies successives, ont tendance à penser que nous arrivons sur Terre avec seulement un « karma » qu'ils considèrent comme un lourd fardeau, résultats des erreurs faites dans les vies passées. Pour beaucoup, la notion de « karma » est synonyme de punition. C'est totalement oublier que ce karma *n'est pas que négatif* et que nous apportons aussi avec nous des aspects positifs qui sont les acquis de nos expériences passées. Lorsque très jeunes, nous manifestons un grand intérêt et une facilité pour telle ou telle discipline, ceux-ci résultent souvent de leur pratique dans une vie passée.

Nous sommes parfois très sévères avec nous-même. Nous nous reprochons souvent de ne pas avoir mieux gérer telle ou telle situation. Or lorsque nous pouvons admettre que nous avons réagi avec nos connaissances du moment, que nous étions dans l'incapacité de faire autrement, nous nous déchargeons de la culpabilité. Il nous faut admettre que nous sommes responsables de nos actes mais que la culpabilité ne sert à rien. Cette notion de responsabilité est vraiment primordiale et se comprend également avec le principe de réincarnation. Lorsque nous revenons sur Terre (ou sur une autre planète), nous choisissons toutes les conditions nécessaires à notre travail d'évolution. Autrement dit, nous choisissons notre famille, notre pays, l'époque, etc…

Nous revenons par groupes d'âmes, ce qui explique les affinités ou les difficultés que nous rencontrons avec notre entourage. Il est parfois difficile d'admettre que nous puissions avoir choisi l'un ou l'autre de nos parents, mais lorsque nous en sommes conscients, nous pouvons nous rendre compte qu'il ou elle était justement sur notre route pour nous faire travailler tel ou tel point important pour notre évolution. Par exemple, si nous sommes venus pour retrouver la confiance en notre propre valeur, nous aurons certainement choisi des parents avares de compliments. Cette nouvelle vision de la vie, permet de ne plus tomber dans la *victimite*, autrement dit de ne plus rejeter la responsabilité de nos malheurs sur autrui. Nous quittons alors l'état infantile qui nous faisait dire, comme dans la cour de récréation : *ce n'est pas moi, c'est lui !*

S'aimer, c'est se faire respecter, c'est ne pas changer d'avis de peur de ne pas être aimé, c'est donc oser affirmer ses idées, c'est s'accepter avec ses défauts, ses peurs, ses faiblesses, c'est aussi accepter de se faire aider.

Je ne m'étendrai pas sur ce vaste sujet car il fait partie du travail de toute notre vie : c'est un travail de développement personnel. J'ajouterai juste qu'il est aussi nécessaire de pratiquer le pardon. Pardonner aux autres, certes, mais surtout se pardonner à soi-même. Nous avons la chance à notre époque de pouvoir faire ce travail avec l'aide de thérapeutes et/ou par des recherche personnelles, au travers de lectures ou de rencontres. Voici par exemple une méthode simple à utiliser malgré son nom un peu compliqué : je veux parler de la méthode « Ho'oponopono ».

C'est une méthode utilisée depuis toujours par les guérisseurs hawaïens. Elle part du principe que nous avons des mémoires dans nos cellules qui ont attiré la situation difficile que nous vivons. Pour que cette situation s'améliore, il est donc nécessaire de *gommer* ces mémoires. Il faut dire ou simplement penser une phrase de ce genre : *Je nettoie en moi, mes mémoires qui ont attiré la situation que je vis avec*... (ajouter le nom de la personne). On peut aussi dire *la situation que je vis actuellement* (citer la situation). Puis, on répète autant de fois que l'on veut les quatre mots suivants : *Je t'aime, Je suis désolé(e), pardonne-moi, merci*. Il ne faut surtout pas s'adresser à la personne avec laquelle on a des difficultés mais à soi-même, à son âme. Il est bon de pratiquer le soir au moment de s'endormir, le matin au réveil et dans la journée chaque fois que l'on y pense. C'est la persévérance qui apporte les résultats.

Dans cette méthode, on trouve les grands principes de base : aimer, pardonner et remercier mais ici, on s'adresse à soi-même et non aux autres comme on a l'habitude de le faire. C'est une méthode simple mais extrêmement efficace. Je puis en donner un exemple : j'ai reçu en consultation, une personne qui s'interrogeait sur la meilleure décision à prendre. Son mari était violent à son encontre et elle n'arrivait pas à se faire respecter. Elle se demandait cependant si la meilleure solution était de le quitter car ils avaient une fille avec laquelle il se comportait en père aimant. Je lui conseillai cette méthode. Quelques mois plus tard, elle me rappela : elle avait pratiqué la méthode avec régularité et le résultat était concluant. À chaque fois qu'elle voyait la colère monter en son mari, elle formulait dans sa tête la phrase de nettoyage ainsi que les quatre mots indispensables et celui-ci se calmait. Dans ce cas précis, cette femme décida de rester avec son mari.

Certains ou certaines vont peut-être faire remarquer qu'ils ou elles prient avec ferveur depuis de nombreuses années et que leurs souhaits ne se réalisent pas. Avec la méthode Ho'oponopono comme avec nos prières, la non-réponse provient de deux raisons possibles : soit votre demande n'entre pas dans votre chemin de vie, soit il n'est pas encore temps qu'elle se réalise ! Peut-être la pratiquez-vous aussi avec encore à l'esprit - inconsciemment - que c'est une chose irréalisable ?

S'aimer, c'est aussi se faire plaisir. Et se faire plaisir, ce n'est pas de l'égoïsme comme nous le pensons souvent. Se faire plaisir et accepter les petits cadeaux de la vie ! En ce qui concerne les cadeaux, avez-vous remarqué les réactions qui viennent souvent à l'esprit : Ô*, il ne fallait pas* ! ou quand on nous remercie, de répondre : *de rien* ! C'est comme si nous pensions ne pas mériter ce qu'on nous donne, un souvenir de notre soi-disant indignité. La personne qui nous offre ce cadeau est heureuse de nous le faire et avec cette phrase, c'est comme si nous n'appréciions pas son geste. Il est tellement plus approprié de remercier avec une phrase du genre : *Quel plaisir tu me fais* !

Et des plaisirs, il y en a tout au long de nos journées et les reconnaître, nous met de bonne humeur, donc nous maintient en bonne santé. Il faut savoir par exemple que le fait de respirer un parfum augmente la formation d'anticorps alors que la respiration d'une odeur de viande avariée la fait baisser.

Alors, choisissons de nous faire plaisir ! Cela peut se traduire par l'écoute d'une belle musique ; par l'admiration de belles choses, d'œuvres d'art ou simplement d'une fleur ; par la dégustation d'un morceau de chocolat, d'un bon plat ; par des moments passés avec des amis ou amies. Ils sont nombreux quand on sait les voir. Il a été constaté que les radiographies de poumons de certains fumeurs sont aussi belles que celles des non-fumeurs. Attention ! J'ai bien dit *certains* fumeurs ! La raison en est dans le fait qu'ils ont toujours fumé sans crainte de tomber malade et sans aucune culpabilité !

Pour terminer sur ce sujet de l'amour, je voudrais partager deux découvertes que la maladie m'a permis de faire. D'une part, elle m'a obligée d'accepter l'aide d'autres personnes alors que j'avais l'habitude de me débrouiller toujours seule et d'autre part, elle m'a permis de me savoir aimée. Cet épisode de ma vie est arrivé à un moment de solitude, où mes enfants avaient tous leur propre vie. Mes parents et tout particulièrement ma mère avaient été tellement possessifs que j'avais pris l'attitude inverse : me mêler le moins possible de la vie de mes enfants. Pascale vivait en région parisienne et je ne voyais pas très souvent mes deux fils alors même qu'ils habitaient la région. Et soudain, ils s'occupaient tous trois de moi et me donnaient des signes d'affection. Une affection qui avait certainement été toujours présente mais qu'ils ne manifestaient pas. Cette maladie m'apporta un grand bénéfice : je découvrais qu'ils m'aimaient encore !

Se rendre heureux est un moyen de permettre à notre corps de rester jeune, en bonne santé et de guérir.

Et si c'était maintenant ?

Près de vingt ans se sont écoulés depuis cette aventure de la maladie et de nouvelles thérapies ont vu le jour. Je peux donc me demander si, confrontée aujourd'hui à cet évènement, je ferais les mêmes choix. Globalement, je répondrais par l'affirmative.

En ce qui concerne le développement personnel, j'envisagerais peut-être des consultations avec des praticiens en PNL - Programmation Neuro Linguistique - élaborée aux États-Unis dans les années 1970 et devenue avec le temps, une composante reconnue de la psychothérapie ; ainsi que l'EFT ou bien l'EMDR. (cf page 281).

Une autre technique apparue plus récemment semble aussi intéressante : Access Consciousness également dénommée Access Bars. Cette pratique fut mise au point aux États-Unis, dans les années 1990, par Gary Douglas en collaboration avec le Docteur Dain Heer, chiropraticien. Le premier, après des études de psychologie, menait une brillante carrière dans l'immobilier quand il s'interrogea sur les moyens de trouver plus d'aisance et de joie de vivre ainsi que la possibilité d'aider l'humanité. Il découvrit l'existence à la surface du crâne de 32 points en relation avec des domaines différents, telles les émotions, les croyances, le contrôle de soi, l'abondance, etc... Cette technique prit rapidement de l'essor puisqu'elle est actuellement pratiquée dans plus de 170 pays. Basée sur le fait que nos pensées créent notre réalité, elle est une aide pour nous faire abandonner nos croyances limitantes. Le praticien pose ses mains sur différents points de façon à réaliser une barre énergétique qui entraînera une décharge électromagnétique, capable d'apporter une libération des mémoires cellulaires, le déblocage des automatismes.

Pour ce qui est du travail sur le cancer lui-même, je continuerai à m'appuyer sur les théories du Docteur Hamer. Mes moyens financiers de l'époque avaient déterminé, en grande partie, le choix des thérapies agissant sur les cellules cancéreuses et les défenses immunitaires. Par ailleurs, je n'avais pu utiliser en 1999 les produits du laboratoire Solomides, repris par son fils et fermé depuis 1985, ainsi que les produits du Dr Beljanski car les conditions pour les obtenir à l'époque étaient peu fiables. Si c'était maintenant, je m'intéresserai certainement aux produits Beljanski qui, fabriqués aux États-Unis, reconnus par des sommités médicales américaines, présentent aujourd'hui une fiabilité certaine.

J'utiliserai également immédiatement des produits naturels capables d'accroître la formation de MES propres cellules-souches adultes. Depuis quelques années, on entend de plus en plus parler des cellules-souches, sans en avoir une exacte connaissance. Pour cela, il est nécessaire de se reporter à notre conception. Celle-ci provient de la rencontre entre une cellule reproductrice femelle (ovocyte) et une cellule reproductrice mâle (spermatozoïde). De cette union ou fécondation résulte la formation d'une cellule unique qui se divise en deux nouvelles cellules, une cellule mère et une cellule fille qui vont à leur tour se diviser en deux nouvelles cellules et ces divisions continueront ainsi à l'infini. Les cellules formées durant la première semaine sont appelées Cellules Souches Embryonnaires. Elles sont Totipotentes, autrement dit capables de former n'importe quel tissu organique.

À la fin de cette période embryonnaire, les cellules continuent leurs divisions et l'on parlera alors de Cellules Souches Adultes qualifiées de Pluripotentes, car elles sont encore capables de former n'importe quel tissu et organe. Puis on aura affaire à des Cellules Souches Adultes Multipotentes, capables de former encore quelques tissus différents et au final, il y aura des cellules spécialisées qui ne formeront qu'un tissu bien défini. Les cellules souches adultes sont particulièrement nombreuses dans la moelle osseuse. Elles vont migrer au travers de l'os et atteindre le sang qui irrigue tous nos organes. Lorsque l'un d'eux est déficient, il émet une sorte de signal d'alarme que reçoivent les cellules souches : celles-ci se précipitent aussitôt vers l'organe en question afin de le réparer.

Les cellules souches embryonnaires totipotentes et les cellules souches adultes pluripotentes sont intéressantes du point de vue de la santé puisqu'elles peuvent créer et réparer tous les tissus et les organes. Nous avons donc en nous un merveilleux système d'autoréparation !

De nombreux chercheurs travaillent sur les cellules-souches embryonnaires. Les cellules utilisées pour leurs recherches sont issues d'embryons de cinq à sept jours obtenus grâce à une FIV (Fécondation In Vitro). Ces embryons sont appelés surnuméraires.

La FIV est de plus en plus pratiquée pour aider les couples ayant des difficultés de procréation. Après une préparation hormonale pour stimuler la formation des ovules dans l'utérus de la maman, ces ovules sont prélevés et fécondés en laboratoire avec les spermatozoïdes du père. Au début de cette technique, il était courant de parler de bébés-éprouvettes ! Il y a alors formation de plusieurs embryons, en général entre 5 ou 6, mais il arrive qu'ils soient plus nombreux. Ils restent en culture durant quelques jours avant que quelques-uns soient transplantés dans l'utérus de la maman. Ceux qui n'ont pas été choisis sont dits surnuméraires. Il est parfois demandé aux parents de les donner pour la recherche scientifique. Les cellules souches prélevées dans ces embryons vont produire différents tissus qui seront ensuite utilisés par exemple pour les greffes de peau aux grands brûlés. Cette technique est certes très intéressante puisqu'il s'agit d'un formidable pouvoir d'auto-régénération mais elle apporte de grands questionnements éthiques.

Les scientifiques ont tout d'abord cru que les cellules-souches de moelle osseuse agissaient seulement sur la formation des produits sanguins (globules rouges et/ou blancs et plaquettes) ou des produits osseux. Les dernières recherches scientifiques démontrent maintenant, que les cellules souches de moelle osseuse sont totipotentes, c'est-à-dire capables de se transformer en n'importe quel tissu cellulaire. Leur importance est donc primordiale pour la réparation des tissus altérés par l'âge ou la maladie et ouvre la voie à des pratiques thérapeutiques intéressantes, mais combien lourdes car les transplantations de moelle osseuse nécessitent la présence d'un donneur compatible et la prise à vie d'un traitement antirejet pour la personne greffée.

Voici ce que le Docteur Jean-Pierre Willem écrivait à ce sujet en 2010 dans le livre du chercheur biologiste français, Jacques Prunier : *Cellules Souches Adultes*.

Les cellules souches sont depuis plusieurs années, l'objet de recherches actives car elles seraient capables de régénérer n'importe quel organe du corps et d'apporter une solution aux maladies dégénératives mais aussi de traiter de nombreuses déficiences. Cette voie thérapeutique prometteuse qui exploite la capacité d'auto-guérison de l'organisme, s'oriente pourtant dans une direction inquiétante puisqu'elle propose de cultiver des embryons humains pour en faire des usines à produire des cellules souches. Une alternative plus séduisante existe pourtant ainsi que le remède naturel qui permet de la mettre en oeuvre. C'est de cette alternative dont je vais maintenant parler.

La Nature nous apporte une alternative plus simple et ô combien efficace : il s'agit d'une algue bleue-verte, une cyanobactérie - et oui, les cyanobactéries ne sont pas toutes toxiques ! - dont le nom scientifique est *Alphanizomenon Flos-Aquae*. Cette algue, comprenant 115 micronutriments, a certes des propriétés nutritives très intéressantes mais elle possède en plus la faculté de stimuler la formation des cellules-souches de moelle osseuse et de permettre leur migration vers les organes malades. Comprenez-bien, elle agit en stimulant la formation de NOS propres cellules souches !

Cette algue était déjà connue par les Aztèques de la région du lac Texcoco près de la ville de Mexico, et ce bien avant l'arrivée des Espagnols. Elle existe également en Afrique près du lac Tchad où elle est consommée par des tribus remarquées pour leur excellente santé. Aux États-Unis, en Oregon, à une altitude de plus de 1300 mètres, se trouve le principal lieu de récolte : le lac Klamath, ce qui vaut à cette algue d'être parfois appelée improprement : algue Klamath.

C'est grâce aux travaux du chercheur biologiste français Jacques Prunier que l'on doit l'arrivée de cette algue sur le marché européen. Après avoir travaillé quelques années à l'Institut Pasteur, Jacques Prunier continua ses recherches au Brésil puis auprès de différentes universités américaines où pour la première fois, il entendit parler de cette algue. Aux États-Unis, l'Aphanizomenon Flos-Aquae était en vente libre depuis des années et avait déjà fait l'objet de nombreuses communications scientifiques. Le professeur Orlic de l'Université de l'Illinois démontra que cette algue augmente de 30% la formation des cellules souches adultes. Puis, avec les chercheurs de l'équipe du professeur Paul-Raoul Sanberg à l'Université de Tampa en Californie, de l'alphanizomenon fut ajoutée à une formule comportant de la vitamine D3 et des antioxydants. Ils observèrent une augmentation de la stimulation de la formation des cellules souches adultes de 80%.

De retour en France, Jacques Prunier dut se battre durant plusieurs années avant d'obtenir en 2007, l'autorisation de la commercialisation en France de l'Alphanizomenon Flos-Aquae. Jacques Prunier fonda la Société Synerj-Health pour diffuser cette algue sous le nom d'AlphaOne ainsi que des produits dérivés. L'AlphaOne a reçu en 2012 l'homologation des instances européennes à Bruxelles, ce qui reconnaît qu'elle est récoltée et conditionnée selon des procédés bien particuliers qui gardent au maximum ses propriétés.

J'ajouterai qu'il existe maintenant une autre formule qui permet une augmentation de la circulation des cellules souches encore supérieure à celle du SynerStem : le SynerBoost.

Si c'était maintenant, j'utiliserais d'autant plus cette algue ainsi que les produits dérivés élaborés par Jacques Prunier que je les ai depuis expérimentés sur moi. J'avais déjà entendu parler des compléments alimentaires de Jacques Prunier dès qu'ils commencèrent à être connus en France, mais sans y attacher d'importance. Puis de temps à autres, je recevais des informations, non pas par la société Synerj-Health mais par des amis bien intentionnés et là encore, je ne m'y attardais pas. Ce n'est qu'en 2014, alors que j'avais de sérieux soucis dentaires que j'y prêtais attention. Mes dents se fragilisaient de plus en plus et le dentiste consulté ne me donnait guère d'espoir : il ne pourrait jamais me poser d'implants car les os de mes mâchoires étaient trop friables. Je n'arrivais pas à accepter un tel avenir et désirais ardemment trouver une solution. C'est alors qu'une conseillère de ces produits croisa ma route : très enthousiaste, elle m'expliqua avoir éradiqué son ostéoporose avec la prise durant de longs mois de compléments alimentaires dont elle était devenue conseillère. Il s'agissait des produits de Jacques

Prunier ! Cette fois-ci, je fus enfin attentive et décidai de les consommer.

En effet, l'ostéoporose étant un problème d'os, ces produits - à mon sens - devaient certainement convenir à la consolidation des miens. Je pris donc l'Alpha-One associée à un autre produit de l'époque appelé SynerStem et 12 mois plus tard, un scanner montra que mes mâchoires étaient devenues assez solides pour supporter la pose d'implants ! Ces deux produits avaient bien eu une action réparatrice sur mes os par l'intermédiaire de leur action sur la stimulation de la formation de mes cellules-souches ! La formation de celles-ci diminuant avec l'âge, il avait été nécessaire de les stimuler et d'en augmenter le nombre. J'étais tellement contente du résultat que je suis devenue conseillère - ainsi qu'Isabelle - et nous continuons d'ailleurs à les consommer depuis toutes ces années à titre préventif.

Petit aparté : je tiens à rappeler que *chaque* personne, *chaque* corps, est différent, et donc que les résultats *peuvent être distincts alors que la pathologie est la même.* Il faut aussi faire preuve **de patience et de persévérance** : la prise de compléments alimentaires peut certes aider notre corps, mais je suis toujours surprise d'entendre des personnes se plaindre car elles voudraient obtenir *quasi-immédiatement* des résultats !

Si on me diagnostiquait maintenant un cancer, il est évident que je consommerais ces compléments alimentaires pour booster mes défenses immunitaires car, outre cette expérience personnelle, les résultats obtenus en diminution des effets secondaires des chimiothérapies sont probants. Certaines tumeurs peuvent aussi disparaître. J'en ai eu la preuve en particulier avec un jeune homme qui présentait une grosseur inopérable car proche de la moelle épinière. Il prit ces compléments alimentaires dès le début de la chimiothérapie prescrite pour faire diminuer la grosseur et rendre l'opération possible. Il n'eut aucun effet secondaire de la chimiothérapie et quatre mois plus tard, à la grande surprise des médecins qui ne pensaient pas que leur traitement pouvait avoir un tel résultat, le nouveau scanner révéla une disparition totale de la grosseur. Dans SON cas, ces compléments avaient stimulé les défenses immunitaires du malade et son organisme avait réagi en faisant disparaître les cellules cancéreuses.

C'est d'ailleurs ce que font maintenant les cancérologues quand ils prescrivent l'immunothérapie* qui malheureusement, présente encore des effets secondaires, même s'ils sont moindres qu'avec la chimiothérapie ou la radiothérapie. Personnellement, je préférerai toujours stimuler mon système immunitaire par l'apport de produits naturels.

Dans cette optique, je m'intéresserai également aux produits mis au point par le docteur Matthias Rath. Ce médecin allemand, né en 1955, fut d'abord chercheur à l'hôpital universitaire de Hambourg puis dans un centre de cardiologie à Berlin. En 1987, il découvrit que la carence en vitamine C était un facteur de risque de maladies cardiaques, découverte qui le fit remarquer par le professeur américain Linus Pauling (1901-1994) dont il fut le collaborateur de 1990 jusqu'à la mort de ce dernier qui le considérait comme son successeur.

* Technique stimulant le système immunitaire par différents apports chimiques et sans s'attaquer aux cellules cancéreuses elles-mêmes.

Linus Pauling reçut deux prix Nobel, le premier de chimie en 1954 et le second, de la paix en 1962, suite à ses prises de position anti-nucléaires. Il fut le père de la médecine orthomoléculaire ou cellulaire qui traite la maladie par l'apport de molécules naturellement présentes dans l'organisme et non par des molécules chimiques créées en laboratoire. Il fut aussi le premier à promouvoir la prise de vitamine C à haute dose dans la prévention et le traitement du cancer.

De retour en Europe, Matthias Rath créa en 1999 un Institut de recherche et de développement en médecine nutritionnelle et cellulaire, institut basé aux Pays-Bas et qui porte son nom ainsi qu'une fondation à but humanitaire : la Docteur Rath Health Fondation. Il a mis au point de nombreux produits proposés comme compléments alimentaires ainsi que l'exigent les lois.

Dans le numéro de novembre 2014 de la revue Alternatif Bien Être, Pierre Lance relaie l'avis du site Dictionnaire Septique sur le sujet : *Malgré tout ce que peut raconter Rath, plusieurs pays interdisent la vente de ses produits parce que les doses de vitamines qu'il préconise sont trop élevées pour être considérées comme suppléments nutritifs, et qu'ils n'ont pas été soumis aux tests scientifiques requis pour qu'on puisse dire qu'il s'agit de médicaments. Comme on affirme qu'elles ont des propriétés curatives, on ne peut pas non plus les faire passer pour des aliments.*

Le docteur Rath et son équipe de chercheurs démontrent, avec l'appui aussi de nombreuses publications scientifiques internationales, que la cause de nombreuses maladies (artériosclérose, hypertension, problèmes cardiaques, diabète, ostéoporose et même certains cancers) se trouve dans des carences en micronutriments, souvent associées à une mauvaise hygiène de vie, au stress, à la pollution, au surmenage, aux problèmes affectifs et à la sédentarité (toujours d'après l'article cité plus haut).

Les carences provoquent des dysfonctionnements au niveau cellulaire qui entraînent la maladie. Les produits apportés par la médecine cellulaire vont aider à prévenir ou à guérir les maladies, affirment le docteur Rath et son équipe. Il est évident que ce discours ne convient pas aux partisans de la médecine chimique et aux lobbies pharmaceutiques !

Dans certains cas, je me documenterai aussi sur la Laserthérapie, technique que j'ai découverte dans un ouvrage qui n'a rien de médical. Dans son livre *Au-Delà de l'Impossible*, Didier Van Cauwerlaert présente les résultats obtenus par un dentiste français le Docteur Gaston Ciais. Installé à Nice, il semble être le père de cette technique qui a pris de l'essor actuellement et dont il fait état dans un article paru en 1992 dans le Bulletin du Cancer. Depuis plus de trente ans, Gaston Ciais applique la laserthérapie avec succès dans les hôpitaux de sa région et obtient des résultats étonnants tant sur l'apaisement des douleurs, la réparation des tissus que sur les effets secondaires occasionnés par la chimiothérapie et la radiothérapie : brûlures, inflammation des muqueuses.

Le principe de ces lasers se base sur les travaux de Nikola Tesla qui, le premier, émis l'idée que *la matière a été créée par la lumière* et d'Einstein qui, en 1917, avait découvert le principe du laser. Très peu connu en France,

Gaston Ciais enseigne cette technique dans des universités étrangères (Rome, Parme, Liège).

Si c'était maintenant, au lieu de chercher une machine de Lakhovsky, je me pencherais sur les travaux du Professeur allemand Konstantin Mey, travaux relayés en France par le docteur Hervé Janecek. Konstantin Mey, né en 1952, est professeur de physique et d'électronique appliquée à l'Université de Furtwanger en Allemagne et a repris attentivement les travaux de Nikola Tesla devenant en quelque sorte le spécialiste des ondes scalaires. Il est l'auteur d'un livre intitulé *La Guerre des Ondes Scalaires,* édité en 2017 et traduit par Hervé Janecek. Ce dernier, docteur vétérinaire, s'est très tôt intéressé à la Médecine Traditionnelle Chinoise, à l'acupuncture et à la notion d'énergie. Il est co-fondateur de la première Association des Vétérinaires Acupuncteurs de France et auteur d'un livre paru aux Éditions Trédaniel, sous le titre *Santé et Longévité,* écrit en collaboration avec Monique Beljanski, veuve de Mirko Beljanski, l'un des chercheurs dont j'ai parlé dans la seconde partie de ce livre.

L'émission d'ondes scalaires émises par les mains ou le cerveau des guérisseurs explique les résultats obtenus sur les malades. On sait maintenant que les conditions d'utilisation de la Machine de Lakhovsky faisaient qu'elle émettait quelques ondes scalaires mélangées aux ondes électromagnétiques, il est donc tout à fait logique que des chercheurs aient compris l'intérêt pour la santé de mettre au point des appareils capables d'émettre des ondes scalaires. Le professeur Konstantin Mey en a mis un au point qui porte le nom de

SWD pour Scalar Wave Device (en français : Appareil à Ondes Scalaires) dont les résultats, considérés encore à l'heure actuelle comme expérimentaux, sont très intéressants.

Il est de la responsabilité de chacune ou chacun de chercher par soi-même la ou les thérapies qui lui conviennent mais je n'insisterai jamais assez sur le fait que, quel que soit le choix effectué, il est important d'être suivi-e par un médecin.

Conclusion

" L'être a un devoir, celui de se remettre
en question tous les jours.
Il en a aussi un second : redonner ce qu'il a appris. "

Confucius

Au fil de ces pages, j'ai raconté mon expérience de la maladie et partagé mes connaissances de sa compréhension ainsi que celles de nombreuses thérapies. Je tiens à le répéter, je ne cherche pas à être prise comme modèle, encore moins comme gourou. Mon désir est seulement d'éclairer ceux ou celles qui s'interrogent sur ce sujet si sensible et qui nous concerne tous : notre santé !

À l'heure actuelle, de nombreuses personnes se demandent quelle voix écouter. Celle, officielle, retransmise par la plupart de nos médias, celle des experts médicaux bardés de diplômes ou celle de la médecine dite non conventionnelle dont les premiers se moquent alors qu'elle est émise par des hommes ou des femmes, pourtant parfois, sortis des mêmes bancs de faculté.

Il semble que tout les oppose alors qu'ils ont, pour la plupart, le même désir : celui de soigner leurs frères et sœurs. Ils ont seulement une approche différente. Les premiers ont oublié que l'être humain n'est pas une machine constituée de différents rouages mais un ensemble complexe régi par des lois qu'ils ignorent, celles de l'esprit relié à un monde beaucoup plus grand, celui de la Nature et de l'Univers. Les seconds ont intégré ces notions et regardent l'être humain dans son ensemble : un esprit incarné dans un corps.

En réalité, rien ne devrait les opposer. Il ne devrait pas y avoir une seule Médecine, celle reconnue et remboursée par la Sécurité Sociale et les autres, souvent assimilées par les premiers à du charlatanisme. La Médecine devrait être un grand ensemble constitué de nombreuses branches complémentaires. Certaines de ces branches sont issues de recherches scientifiques sérieuses mais ont eu le malheur parfois, d'être en avance sur leur temps ou de retrouver des notions que l'humanité a voulu oublier, à savoir que nous ne sommes pas des machines sans âme. D'autres, issues de pratiques ancestrales ont trouvé leur légitimité dans l'observation des résultats, c'est-à-dire de façon empirique.

La science, en quelques années, a fait d'énormes progrès mais malheureusement s'est déshumanisée. Son industrialisation à outrance a apporté une autre notion, celle du profit, lui aussi à outrance. Sous couvert de bons sentiments, les grandes industries pharmaceutiques considèrent en réalité la maladie comme extrêmement rentable. Lorsqu'elles semblent s'intéresser aux ressources de la Nature, c'est pour copier les molécules que cette Nature a mises à la disposition de l'homme. Seulement, une copie n'a rien à voir avec un original, c'est toujours un ersatz.

Par exemple, chacun d'entre nous a eu l'occasion de manger une salade achetée en grande surface puis le lendemain, une autre offerte par un voisin qui l'a cultivé avec amour dans son jardin. L'une et l'autre portent le même nom et pourtant elles sont bien différentes, au goût bien sûr, mais aussi en qualités nutritives et en énergie. Évidemment, je parle ici de jardinier-e-s qui ne mettent pas ou quasiment pas de produits chimiques dans leur potager !

Je vais partager ici l'opinion de Sylvie Beljanski sur ce sujet. Elle parle des produits élaborés par son père

Mirko Beljanski, mais cela peut être vrai pour d'autres dont certains compléments alimentaires :

N'achetez pas de produits d'imitation. Très souvent de piètres « imitateurs » empruntent les recherches scientifiques effectuées par des entreprises sérieuses et présentent les résultats comme ayant été obtenus à partir de leurs propres produits. Ils vous vendent de pâles imitations en vous jurant qu'il s'agit du produit original, ou même d'une version améliorée. Recherchez des marques déposées. Les produits sérieux et de qualité détiennent des marques déposées... Prenez garde aux variations de concentration d'une marque à l'autre.

Je ne voudrais pas non plus que la lectrice ou le lecteur pense qu'il faut rejeter tout l'arsenal apporté par la médecine officielle actuelle. Celle-ci devrait être une médecine d'urgence et là, elle est irremplaçable. Une fois l'urgence passée, la sagesse est de revenir à des méthodes plus naturelles.

La vraie sagesse n'est d'ailleurs pas de commencer à se soigner lorsque la maladie est déclarée mais de prendre soin de son organisme tout au long de sa vie afin d'éviter de tomber malade. Cela s'appelle de la prévention. N'était-ce pas d'ailleurs le rôle des médecins dans certaines civilisations ? Ne pourrait-il pas exister une spécialité du cursus médical, que l'on pourrait appeler médecine préventive ou intégrative, qui inclurait ces thérapies complémentaires que nous connaissons ? C'est de prévention dont j'ai beaucoup parlée dans toutes ces pages en énumérant toutes ces thérapies dites complémentaires.

Et si malgré toutes les précautions prises, la maladie s'installe, il est important de s'informer avant d'accepter un traitement, cela je l'ai déjà dit. Il est également important de ne pas être considéré comme un numéro ou un cas d'expérimentation. Chaque malade mérite le respect et il est en droit de l'exiger. Il peut demander à être traité pour ce qu'il est : un être unique ! Rien n'est plus absurde que d'administrer le **même** protocole à tous ceux qui ont le **même** diagnostic de maladie. Nous sommes tous différents et n'allons pas tous réagir de la même façon. Une personne qui n'est pas habituée à prendre des médicaments chimiques réagira à ces produits à des doses moindres que celle qui en prend régulièrement. Les traitements devraient donc être conçus à la carte.

C'est à nous de soutenir les praticiens courageux qui osent prôner et pratiquer cette médecine. Ils sont heureusement de plus en plus nombreux et je suis sure que dans l'avenir, ils deviendront majoritaires. Le professeur Christian Dubreuil, qui m'a fait l'immense honneur de la préface de ce livre, en est un exemple et je pense qu'une femme comme la Docteure Nicole Delépine a aussi sa place dans cet ouvrage.

Pédiatre et oncologue française, les excellents résultats obtenus auprès de ses petits patients cancéreux par des traitements adaptés à chacun ont attiré la jalousie de certains confrères. Ses nombreuses communications scientifiques lui ont apporté une reconnaissance internationale tandis que ses prises de position à l'encontre de certaines pratiques médicales actuelles lui valent l'inimitié de notre nomenklatura médicale. Les titres de ses livres, souvent écrits en collaboration avec son mari le Docteur

Gérard Delépine, chirurgien et oncologue, nous permettent de comprendre : *Le Cancer, un Fléau qui rapporte* (2013) ; *Cancer, les Bonnes Questions à poser à votre Médecin* (2016) ; *Hystérie Vaccinale* (2018) et le dernier, tout à fait d'actualité : *Autopsie d'un Confinement aveugle* (2020).

Je ne suis pas là pour révolutionner les services de santé mais tout le monde l'admet et surtout les soignants eux-mêmes, une réforme est urgente. Ce n'est pas un nouveau ministre ou un nouveau ministère qui apportera un changement radical, c'est à nous, bien portants ou malades - lorsque vous en avez encore la force -, d'exiger une médecine plus humaine, c'est-à-dire plus naturelle, plus respectueuse, c'est-à-dire plus à l'écoute des êtres uniques que nous sommes tous.

Je vais reprendre ici aussi un passage du livre de Sylvie Beljanski car elle corrobore totalement ma pensée : *Je crois vraiment qu'il existe des moments charnières où tout peut basculer. Si suffisamment de personnes choisissaient un moyen naturel de combattre la maladie, les données économiques qui régissent actuellement la lutte contre le cancer finiraient par se modifier. Nous sommes à l'avant-garde d'une révolution naturelle. Le bien-fondé scientifique en a été établi.* J'ajouterai que ceci est valable pour toutes les maladies.

Ce livre est l'un de ceux, de plus en plus nombreux depuis ces dernières années, destinés à informer de l'existence de thérapies plus douces mais cependant efficaces. Ce livre a abordé aussi et surtout, un sujet passionnant, celui de la guérison. Voici donc pour terminer, un message reçu des Anges. Ils expliquent pourquoi nous ne sommes pas tous égaux devant la maladie et sa guérison :

La guérison est un processus totalement aléatoire. Pourquoi tel malade avec telle pathologie et tel traitement va guérir alors qu'un autre, dans les mêmes conditions, va peu à peu ou parfois rapidement se diriger vers ce que vous appelez la mort. Il n'y a nulle réponse, nulle raison rationnelle. Vous êtes tous différents, avec des mémoires - ce que l'on peut appeler des karmas - différentes, des destins différents. Nul médecin, nul guérisseur ne peut se prévaloir du résultat.

Cependant, il est hautement criminel d'annoncer une issue dite fatale dans un temps déterminé. Nul ne peut savoir quelles ressources insoupçonnées peuvent se réveiller soudain et faire que le malade inverse le processus. La parole peut être influençable. Vous ne devriez jamais donner un pouvoir à un thérapeute, quel qu'il soit. Celui-ci n'a que le seul pouvoir de vous faire trouver vos propres ressources plus ou moins cachées. Ceci est valable pour le médecin comme pour le guérisseur. La guérison, le pouvoir de guérison est en chacun de vous. L'énergie transmise par le guérisseur - et dans une moindre façon par le médecin - est là, elle a le pouvoir de réveiller ce pouvoir qui est en vous.

Vous semblez étonnés devant certaines réactions après les soins des guérisseurs. Vous voudriez que le chemin vers le rétablissement, c'est-à-dire la santé, soit linéaire et progressif, alors que parfois il y a des réactions encore plus douloureuses ou des analyses beaucoup plus anormales. Cela vous inquiète. C'est ignorer un principe majeur : la maladie est une réaction de votre corps, de votre organisme pour vous débarrasser de ce qui ne lui convient pas. Vous devriez remercier la fièvre, remercier ces éruptions cutanées, ce qui vous semble dérèglement, car il prouve que vous êtes en train d'éliminer tout ce qui vous empoisonnait. Vos cellules ont une intelligence supérieure. Elles savent ce qui vous a empoisonné et comment s'en débarrasser.

Cet empoisonnement n'est pas forcément chimique, le plus grand empoisonnement est psychique, dû à vos pensées ou à celles que vous inculque la société dans laquelle vous vivez. La guérison n'est possible que si vos pensées sont cohérentes, c'est-à-dire si elles vont toujours dans le même sens. Vous ne pouvez également vous prévaloir de rien. Vous pouvez franchir une difficulté qui peut paraître insurmontable à d'autres et buter sur un sujet que certains pourraient envisager comme mineur. Ceci vous montre l'importance de ne pas juger vos semblables. Nul ne peut connaître la capacité de l'autre à surmonter l'obstacle.

Nous l'avons déjà dit, vous êtes tous différents et, placés dans des circonstances apparemment semblables, vous ne pouvez réagir de façon semblable car en fait rien n'est semblable. Garder à l'esprit l'importance de vos pensées, rien ne peut se réaliser si vous tirez à hue et à dia. Il vous faut toujours garder le cap et vous pouvez toujours le rétablir quelles qu'aient été vos dérives passées.

La guérison, vaste sujet certes, car nul ne peut la promettre, la prédire, de même que nul ne peut prédire qu'elle est impossible. Admettre que chacun est différent, et a donc un parcours différent à vivre, est sagesse.

Nous ajouterons : toute thérapie est bonne si vous avez confiance en elle et écartez la peur, les peurs.

Ce 16 octobre au soir, je viens d'écrire la conclusion de ce livre et je vais me coucher. Je m'endors tout en réfléchissant au programme des prochains jours. Mon travail d'auteure est terminé, maintenant c'est à Isabelle de prendre le relais : lire mon manuscrit afin de vérifier l'orthographe et les tournures de phrases. Elle doit surtout formuler ses critiques et ses suggestions. Elle me dit toujours : *Si moi, qui te connais bien et connais en gros l'histoire que tu racontes, je ne comprends pas ce que tu as voulu dire, les lectrices et lecteurs, le comprendront encore moins.* C'est une phase indispensable pour que je puisse faire des corrections avant de faire parvenir les exemplaires à nos correctrices et correcteurs.

Il est près de trois heures du matin, lorsque je suis réveillée avec une impression de lourdeur dans la tête et je ne puis me rendormir. Je comprends très vite la situation : l'un de mes Interlocuteurs invisibles désire me parler. Ce léger mal de tête ressenti m'annonce le contact de l'un de mes amis d'une autre planète. Il me faut maintenant me lever, m'installer à mon bureau et commencer à écrire. Je suis très étonnée des pensées que je reçois. Les voici suivant sa demande :

Moi, Jovir le Pléiadien, aimerais ajouter quelques mots à cet ouvrage que tu viens de terminer. Dans celui que tu as écrit il y a quelques années au sujet de nos contacts**, nous vous avons dit que vous, les Terriens, jouiez aux apprentis sorciers. Nous vous avions dit combien nous étions inquiets pour votre santé et votre* *environnement, de la mise sur votre marché de molécules censées vous soigner et dont vous ne connaissez pas l'impact à long terme sur votre organisme et votre génétique. Nous avions aussi évoqué engrais et pesticides ainsi que le stockage inconsidéré de produits chimiques. Vous avez encore vu récemment le résultat de ceux-ci***. Nous avions aussi parlé du danger des installations nucléaires.*

Nous n'avions pas évoqué les virus or maintenant, vous y êtes de plus en plus confrontés. Et vous allez y être de plus en plus. Ils ont certes toujours existé bien avant que vos scientifiques ne les découvrent. Tout comme les bactéries, il est important de les connaître car ils vous expliquent l'origine de certaines maladies. Vous Terriens, avez eu très vite l'idée de les manipuler. Quelle inconscience ! Les virus ont déjà par eux-mêmes la faculté de muter, ils n'avaient nullement besoin de votre aide et sont devenus incontrôlables. Nous pourrions dire que par vos manipulations, ils sont devenus de plus en plus malins et vous en voyez le résultat. C'est la panique à bord. Et cette panique a envahi toute la planète.

J'aimerais que tu oses insérer ou plutôt mettre mes pensées à la fin de ton livre, car malgré la teneur des quelques lignes que je viens de te souffler, je suis là, non pas pour vous apporter davantage de peurs mais pour ***vous apporter l'espoir****. Nous sommes inquiets pour vous tout en ayant plein d'espoir car vous êtes de plus en plus nombreux à prendre les seules décisions valables pour sauver votre planète et ses habitants. Il y a de plus en plus d'initiatives dans ce sens. Elles viennent souvent de votre jeunesse. Parmi elle, vous remarquez* *de plus en plus de femmes et d'hommes surdoué-e-s, dites-vous, sans penser qu'ils et elles peuvent venir d'ailleurs.*

Nous sommes de plus en plus nombreux parmi vous. Vos gouvernants le savent sans oser l'avouer ouvertement. Vous êtes de plus en plus nombreux à voir nos vaisseaux de surveillance et d'intervention quand cela est nécessaire. Contrairement à ce que certains attendent, nous ne sommes pas décidés à intervenir par un débarquement. Cela serait trop risqué pour vous. C'est à vous Terriens d'agir, physiquement et mentalement.

Je voudrais revenir sur le sujet du jour, c'est-à-dire votre santé. Écoutez les voix de la Sagesse qui vous montrent le chemin pour la garder. Revenez à tous ces produits que la Nature vous a toujours apportés et qui vibrent à l'unisson de vos propres cellules. Reconnaissez que cette même Nature vous procure aussi d'excellents remèdes qui ont fait leur preuve et ne vous empoisonnent pas. Surveillez vos pensées, elles sont vous le savez, créatrices et agissent sur vos défenses immunitaires. Je ne m'étendrai pas davantage, ce livre vous donne suffisamment matière à réflexion.

Chers frères, chères sœurs, Terriens et Terriennes, ne cédez pas à la peur, elle vous paralyse or il vous faut agir... sans précipitation, sans révolution guerrière et fratricide.

Vous pouvez réaliser une Révolution Pacifique.

* Un des habitants des Pléiades.

** Le livre « Contacts Intergalactiques, Messages d'Amour des Habitants des Autres Planètes », aux Éditions du 7.

*** Explosions du port de Beyrouth le 20 août 2020.

Et j'ai osé insérer ce message !

Oui, car il y a urgence pour l'avenir de l'humanité, pour son éveil.

Notre si belle Planète Terre souffre du manque de conscience et de respect à son égard et elle n'a pas besoin des humains pour vivre !

Remerciements

Je désire remercier les médecins qui ont jalonné mon parcours de vie et je pense tout spécialement aux :

- Docteur Fenestre pour avoir accompagné mon retour sur cette terre.

- Docteur Foin pour m'avoir aidé à donner le jour à mes trois enfants.

- - Docteur Pierre Bertrand pour avoir été notre médecin de famille durant plus de 20 ans et son aide actuelle en tant que Médecin du Ciel.

- - Docteur Jean-Marie Bolze, chirurgien, pour l'attention particulière qu'il porta à mon fils Jean-Yves lors de ses deux opérations.

- Docteur Marc Vercoutère pour m'avoir entraînée dans l'aventure de l'Association Liberté-Santé 36.

- Docteur Félix Akiyo pour sa présence bienveillante à mes côtés et de si nombreux malades.

- Docteur Alain Tekaya pour sa compréhension et son respect de mes choix thérapeutiques.

- Docteure Claude Wadoux pour son aide médicale et son soutien durant ce parcours de guérison et son travail actuel de Médecin du Ciel.

- Docteure Dominique Turpin pour son attention bienveillante, au delà d'une simple conscience professionnelle.

- Docteur Marc François Paya pour ses impressionnantes connaissances médicales et sa mise au point du passage concernant le Plasma de Quinton.

- Docteur Roger Strobel pour sa longue amitié et son soutien inconditionnel.

Je désire remercier tout particulièrement le Professeur Christian Dubreuil pour l'attention amicale qu'il apporta à ces écrits, pour la profondeur et l'humanité de sa dédicace et en souvenir des moments passés en Oregon et au Mont Shasta.

Je remercie également tous les médecins et thérapeutes rencontrés durant les années de l'Association Liberté-Santé 36. Je pense en particulier aux Docteur Bernard Woestelandt et Méreau, aux Professeurs Henri Joyeux et Christian Cabrol, sans oublier Jean-Jacques Crèvecœur, Léon Renard et la liste pourrait en être longue encore. Merci également aux membres du bureau de cette association et tout particulièrement Anne Théret pour son aide et son amitié. Merci à Jean-Jacques Hantraye et Pascal Bonifacio, fascia-thérapeutes.

Je remercie également les médecins des Urgences et tout le personnel soignant : infirmiers, infirmières, aides-soignant-es et personnel d'entretien de l'hôpital de Châteauroux, pour leur dévouement, leur patience et leur gentillesse.

Je remercie aussi ces quelques médecins dont les diagnostics furent erronés car ils ont été sur ma route pour que je comprenne l'importance du discernement et parce que l'erreur est humaine.

En dehors du monde médical, je remercie aussi toutes les personnes sans lesquelles ce livre n'aurait pu paraître :

- Isabelle Frogé qui, depuis plus de 20 ans, partage mes aventures. Je la remercie pour ses critiques constructives lors de la lecture du premier jet de cet ouvrage ; pour les longues heures passées pour la mise en page et d'une façon générale pour sa profonde amitié.

- Notre fidèle équipe de correction : Chantal Girondel, Claude Pecqueur, Sylvie Pesneau, Florence Raynaldy, Nicole Testard et Christiane Wattel.

Je n'oublierai pas les techniciennes et techniciens des deux entreprises qui interviennent pour la réalisation de nos livres : GC Concept de Châteauroux (Indre) dont spécialement Noémie, Présence Graphique de Monts (Indre et Loire) et le photographe, Philippe Rougier.

Serment Hippocrate français, texte revu par l'ordre des médecins en 2012

Même s'il n'a pas de valeur juridique, le serment d'Hippocrate est considéré comme l'un des textes fondateurs de la déontologie médicale.

Au moment d'être admis(e) à exercer la médecine, je promets et je jure d'être fidèle aux lois de l'honneur et de la probité.

Mon premier souci sera de rétablir, de préserver ou de promouvoir la santé dans tous ses éléments, physiques et mentaux, individuels et sociaux.

Je respecterai toutes les personnes, leur autonomie et leur volonté, sans aucune discrimination selon leur état ou leurs convictions. J'interviendrai pour les protéger si elles sont affaiblies, vulnérables ou menacées dans leur intégrité ou leur dignité. Même sous la contrainte, je ne ferai pas usage de mes connaissances contre les lois de l'humanité.

J'informerai les patients des décisions envisagées, de leurs raisons et de leurs conséquences.

Je ne tromperai jamais leur confiance et n'exploiterai pas le pouvoir hérité des circonstances pour forcer les consciences.

Je donnerai mes soins à l'indigent et à quiconque me les demandera. Je ne me laisserai pas influencer par la soif du gain ou la recherche de la gloire.

Admis(e) dans l'intimité des personnes, je tairai les secrets qui me seront confiés. Reçu(e) à l'intérieur des maisons, je respecterai les secrets des foyers et ma conduite ne servira pas à corrompre les mœurs.

Je ferai tout pour soulager les souffrances. Je ne prolongerai pas abusivement les agonies. Je ne provoquerai jamais la mort délibérément.

Je préserverai l'indépendance nécessaire à l'accomplissement de ma mission. Je n'entreprendrai rien qui dépasse mes compétences. Je les entretiendrai et les perfectionnerai pour assurer au mieux les services qui me seront demandés.

J'apporterai mon aide à mes confrères ainsi qu'à leurs familles dans l'adversité.

Que les hommes et mes confrères m'accordent leur estime si je suis fidèle à mes promesses ; que je sois déshonoré(e) et méprisé(e) si j'y manque.

Laboratoire LESCAROUX - CAMENEN - JAMET
LABORATOIRE D'ANALYSES BIOLOGIQUES AGREE N° 312, ENREGISTRE N° 363
4, avenue de la Gare et rue de l'Echo - 36004 CHÂTEAUROUX

DOCTEUR C. SEVESTRE - CYTO-ANATOMOPATHOLOGISTE

Téléph. : 02 54 22 5
Fax : 02 54 60 1
Standard : 02 54 22 9

COMPTE RENDU D'EXAMEN D'ANATOMIE ET CYTOLOGIE PATHOLOGIQUE

Examen N° 039740
Prélèvement du 07/10/1999

DHUIN Nicole
Né(e) le 08/03/1938

8 RUE MOLIERE
36000 CHATEAUROUX

DR WADOUX C.

GYNECOLOGIE
HOPITAL
36000 CHATEAUROUX

CLIENTS

Renseignements cliniques :
Métrorragies.

BIOPSIE D'ENDOMETRE :

Le prélèvement histologiquement montre une prolifération glandulaire, constituée de structures assez bien différenciées, réalisant soit des glandes soit des cordons ou travées, soit par endroits quelques papilles. Ces structures sont bordées de cellules parfois en clou de tapissier, de taille moyenne, arrondies ou ovoïdes, à bord net. Le cytoplasme est le plus souvent clair, non vacuolé, homogène, avec inconstamment une formation granulaire éosinophile prenant le P.A.S.. Les noyaux sont de taille moyenne, assez réguliers, à chromatine légèrement granuleuse, avec très fréquemment un nucléole. Les mitoses sont à environ une par grand champ x 40. Le stroma est fibreux, assez richement vascularisé avec un discret infiltrat lymphocytaire. On observe quelques plages de nécrose.

Conclusion :

L'aspect histologique est celui d'un ADENOCARCINOME A CELLULES CLAIRES, INFILTRANT.

A confronter à l'ensemble des données cliniques et biologiques.

CHATEAUROUX, le 11 octobre 1999
DOCTEUR C. SEVESTRE

Annexe 2

Laboratoire LESCAROUX - CAMENEN - JAMET
LABORATOIRE D'ANALYSES BIOLOGIQUES AGRÉÉ N° 312 ENREGISTRÉ N° 363
4, avenue de la Gare et rue de l'Echo - 36004 CHÂTEAUROUX

Téléph. : 02 54 22 5…
Fax : 02 54 60 1…
Standard : 02 54 22 9…

DOCTEUR C. SEVESTRE CYTO-ANATOMOPATHOLOGISTE

COMPTE RENDU D'EXAMEN D'ANATOMIE ET CYTOLOGIE PATHOLOGIQUES

Examen N° 052733
Prélèvement du 13/04/2001

DHUIN Nicole
Né(e) le 08/03/1938

MATERNITE GYNECOLOGIE

CENTRE HOSPITALIER
216 AVENUE DE VERDUN
36000 CHATEAUROUX

DOCTEUR TEKAYA ALAIN
ME LE DR TURPIN (HOPITAL)

MATERNITE GYNECOLOGIE

Renseignements cliniques :
Adénocarcinome + + +

HYSTERECTOMIE AVEC ANNEXECTOMIE : BILATERALE
COLLERETTE VAGINALE.
EXAMEN IMMUNOHISTOCHIMIQUE :

Le prélèvement montre un utérus très volumineux, globuleux, de 16 cm, avec à la coupe une volumineuse tumeur nécrosée, hémorragique, de 10 cm, extériorisée par le col, infiltrant dans l'ensemble un peu moins de la moitié du myomètre, mais s'étendant à l'isthme et à une partie de l'endocol, n'atteignant pas ici non plus la moitié externe.

Le prélèvement histologiquement concerne un processus tumoral dans l'ensemble trabéculaire. Ces travées sont tapissées de cellules parfois en clou de tapissier, de taille moyenne, arrondies ou ovoïdes, à bord net. Le cytoplasme est le plus souvent clair, non vacuolé, homogène, avec inconstamment une formation arrondie éosinophile prenant le P.A.S.. Les noyaux sont de taille moyenne, assez réguliers, à chromatine légèrement granuleuse, avec très fréquemment un nucléole important. Les mitoses sont assez rares environ une par grand champ x 40. Le stroma est fibreux, assez richement vascularisé, dans certains secteurs très inflammatoire et nécrotique, par ailleurs sans caractère histologique de différenciation séreuse.

Les éléments présentent une immunopositivité nucléaire pour les récepteurs à la progestérone , sans positivité concomitante pour l'anticorps oestrogène.

Estimation immunohistochimique des facteurs de prolifération au niveau des cellules tumorales : Ki ELEVE 30 %.

Le prélèvement ovarien de 3 cm de chaque côté histologiquement montre un tissu ovarien dont le stroma est richement cellulaire avec de nombreux corps blancs et des vaisseaux légèrement congestifs. Il n'est pas noté de fibrose importante en périphérie de l'ovaire. Absence de prolifération atypique.

Conclusion :

Au total l'aspect histologique est celui d'un ADENOCARCINOME A CELLULES CLAIRES, INFILTRANT la moitié interne du myomètre, s'étendant également à l'isthme et à une partie de l'endocol, infiltrant à ce niveau la moitié interne de la paroi.

Laboratoire LESCAROUX - CAMENEN - JAMET
LABORATOIRE D'ANALYSES BIOLOGIQUES AGRÉÉ N° 312 ENREGISTRÉ N° 363
4, avenue de la Gare et rue de l'Echo - 36004 CHÂTEAUROUX

Téléph. : 02 54 22 53 01
Fax : 02 54 60 12 06
Standard 02 54 22 90 25
Boîte Postale n° 219
C.C.P. 981-26 Z Limoges
Membres d'une association agréée
Règlement par chèque accepté

DOCTEUR C. SEVESTRE CYTO-ANATOMOPATHOLOGISTE

MPTE RENDU D'EXAMEN D'ANATOMIE ET CYTOLOGIE PATHOLOGIQUES

Examen N° 052733
Prélèvement du 13/04/2001

DHUIN Nicole
Né(e) le 08/03/1938

Absence d'extension tumorale au paramètre droit, au paramètre gauche, à l'exocol, aux collerettes vaginales et aux deux annexes.

Absence ici de composante séreuse .

CHATEAUROUX, le 19 avril 2001
DOCTEUR C. SEVESTRE

Bibliographie

- AGRAPART Christian. Se Soigner par les Couleurs. (Sully. 2008)
- ALEXANDER Eben Dr. La Preuve du Paradis. (Trédaniel2012)
- ATHIAS Gérard. Racines Familiales de la Mal à Dit (Pictorus)
- BACH Édouard Dr. Libère-Toi. (Macro Éditions 2011)
Être Soi-Même (Macro Éditions 2011)
- BARBIER Jean-Paul. Réflexologie Plantaire et Massage Vectoriel. (Éditions de Mortagne 1995)
- BAUDOIN Bernard. Les Guérisons Inexpliquées qui défient la Science. (Trajectoire 2015)
- BELJANSKI Sylvie. Gagner la lutte contre le Cancer. (Éditions le Souffle d'or. 2019)
- BICKEL. Le Malade enchaîné. (Arto Edit)
- BODIN Luc Dr. Quand le Cancer Disparaît. (Trédaniel Éditeur 2009)
- BODIN Luc Dr. Hurtado-Grachet Marie-Élise.
Ho'oponopono (Jouvence 2011)
- BOHN-DERRIEN Laetitia.
Je parle. L'Extraordinaire Retour à la Vie d'unLocked-In Syndrome. (Lattès 2005)
- BOURBEAU Lise. Qui es-tu ? (ETC 1988)
Le Cancer. Le livre qui donne de l'Espoir. (ETC 2013)
- BROUSSE Simonne. L'Équilibre de l'Énergie Humaine. (Rocher 1986)
- CAFFIN Michèle Dr. Quand les Dents se Mettent à Parler. (Trédaniel 1995)
- CHÉLY Pierre. Soignez-vous facilement pas l'Homéopathie. (Delachaux et Nieslé 1990)
- CLUZEL Bernard. Les remèdes de nos Grands-Mères. (Cap au Sud 2007)
- COLOMBIER Arnaud. Science et Guérisseur. (Édilivre 2015)
- CONORD André. L'Affaire Solomidès. (J.J.Pauvert 1977)
- CORGNOL Christian (de). Les guérisseurs Philippins. (Belfond 1977)
- COUSINS Norman. Comment je me suis guéri par le Rire. (Payot 1978)
- CRÈVECOEUR Jean-Jacques. Le langage de la Guérison. (Jouvence)
- DEXTREIT Raymond. L'Argile qui Guérit. (Vivre en Harmonie 1997)
- DIAMOND John Dr. L'Énergie de Vivre. (Le Souffle d'Or 1996)
- DILLENGESER Jean-Paul. Harmonie et Santé. (Dangles 1986)
- FERRIS Paul. Les Remèdes de Santé d'Hildegarde. (Marabout 2002)
- FONTAINE Jeannine Dr. Médecins des Trois Corps. (Robert Laffont 1980)
La Médecine du Corps Énergétique (R.L. 1983)
Nos Trois Corps et les Trois Mondes (R.L. 1986)
Notre Quatrième Monde. (R.L. 1987)
- FULLER John. Arigo, le Chirurgien du Miracle. (Belfond 1974)
- GUILLAIN France. Les Bains Dérivatifs. (Jouvence 1998)
Le Bain Dérivatif ou D-CoolinWay Rocher 2009)
- GOURGES-LERISSON Colette. Mieux Vivre grâce à L'Énergétique Chinoise. (Sully1996)
- HADDAD M. Le Déclin du Cancer. (Éditions Fractal)
- HAY Louise. Transformez votre Vie. (Marabout 1984)

Cahier Pratique pour Transformer votre Vie (Vivez Soleil 1994)
HENNEZEL Marie (de). La Mort Intime. (Robert Laffond)
- HERTZKA Gottfried Dr. Manuel de la Médecine de Sainte Hildegarde. (Ressac 94)
- KIEFFER Daniel. Naturopathie. La Santé pour Toujours. (Grancher)
- KRIEGER Dolorès. Le Guide du Magnétisme. (J'ai Lu. 1998)
- KOUSMINE Catherine Dr. La Méthode Kousmine. ((Jouvence 1989)
- LACOSTE Sophie. Les Plantes qui Guérissent. (Leduc Éditions 2010)
- LAMOTTE Pierre Jean-Thomas Dr. Et si la Maladie n'était pas un Hasard. (Jardin des Livres 2008)
- MAMBRETT Giorgo et SÉRAPHIN Jean. La Médecine sens dessus dessous. Et si Hamer avait raison ? (Édizioni Amrita2001)
- MARTIN Perle. L'Arbre de Vie. Le Lapacho. (1987)
- MARQUES Michelle Dr. L'Art Dentaire pour Évoluer. (M.Éditions)
- MESSEGUÉ Maurice. C'est la Nature qui a Raison. (Robert Laffont. 1972)
- MULLER Marie-France. L'Argile Facile. (Jouvence 1998)
- MURPHY Joseph Dr. La Puissance de votre Subconscient. (Éditions de l'Homme)
- PALLARDY Pierre. Et si tout venait du Ventre ? (Robert Laffont. 2002)
- PELLEGRINO-ESTRICH Robert. L'Homme Miracle du Brésil. Joao de Deus. (Édition Alternatif 2004)
- PRUNIER Jacques. Cellules Souches Adultes. (Auto-éditions)
- RAINVILLE Claudia. Métamédecine. (Éd.FRJ 1998)
- RENARD Léon, Le Cancer Apprivoisé. (Éditions Vivez Soleil. 1990)
Médecine de l'Âme du Docteur Edward Bach. (Rocher 1994)
- SANANES Roland Dr. Homéopathie et Langage du Corps. (Robert Laffond 1982)
- SCHEFFER Mechtild. Les 38 Quintessences Florales du Docteur Édouard Bach. (Librairie Médicis 1991)
- SERVAN-SCHREIBER David. Guérir. (Robert Laffond 2003)
On peut se dire Au Revoir plusieurs fois. (Pocket 2012)
- SHARAMON Shalila, BAGINSKI Bodo J. Manuel des Chakras. (Éditions Entrelacs 1991)
- SHELDRAKE Rupert. Ces chiens qui attendent leur maître. (Rocher 1999)
- SIEGEL Bernie. L'Amour, la Médecine et les Miracles. (Robert Laffond 1989).
- SIMON Sylvie. La Dictature Médico-Scientifique. (Filipacchi. 1997)
- SOUZENELLE Annick (de). Le Symbolisme du Corps Humain. (Dangles 1984)
- TAL SCHALLER Christian. Amaroli. (Jouvence)
- THÉWISSEN René. Aimer et Guérir. (Hachette 1992)
- THOUVENIN Mony Dr. Réinventer sa Santé. (Ed des 3 Monts 2002)
- VARGAS Fred. L'Humanité en Péril. (Flammarion)
- VIGNERON Gérard Dr. Renaitre. Les choix d'un médecin face à son Cancer.
- WOESTELANDT Bernard Dr. De l'Homme-Cancer à l'Homme-Dieu. (Dervy 1986)
Frères et Médecins du Christ. (Dervy 1990)

Les Éditions du 7

DE L'AUTEURE NICOLE DHUIN

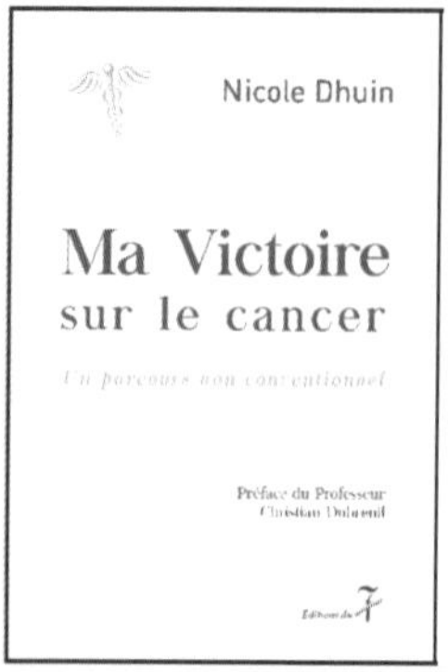

Ma Victoire
sur le cancer

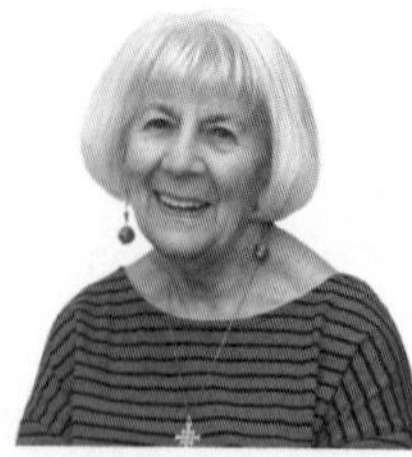

Nicole Dhuin

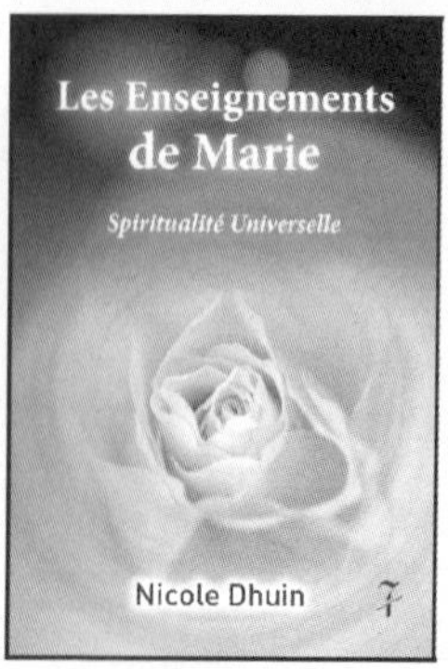

Les Enseignements
de Marie

Messagère
de Marie

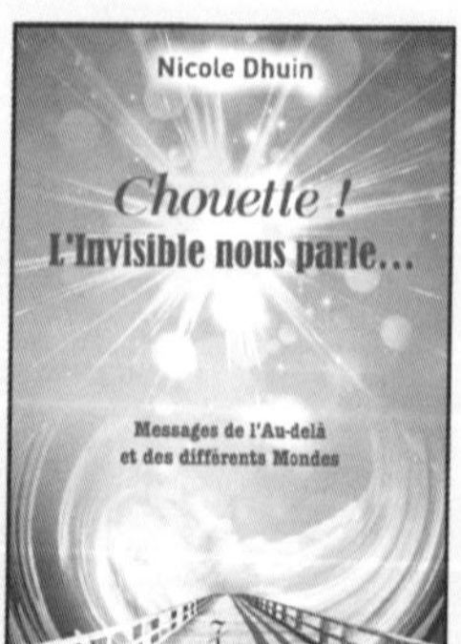

Chouette !
L'invisible nous parle…

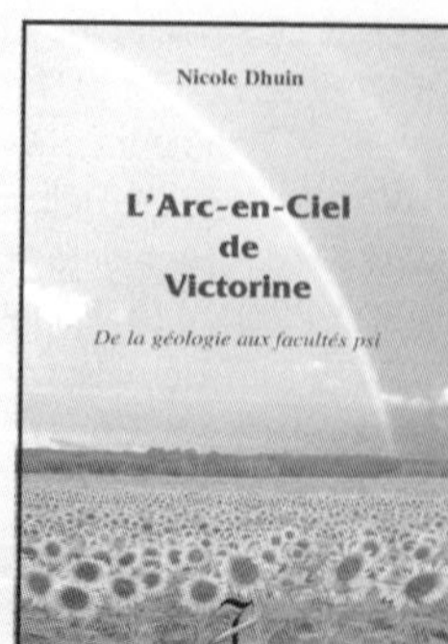

L'Arc-en-Ciel
de Victorine

www.editionsdu7.fr

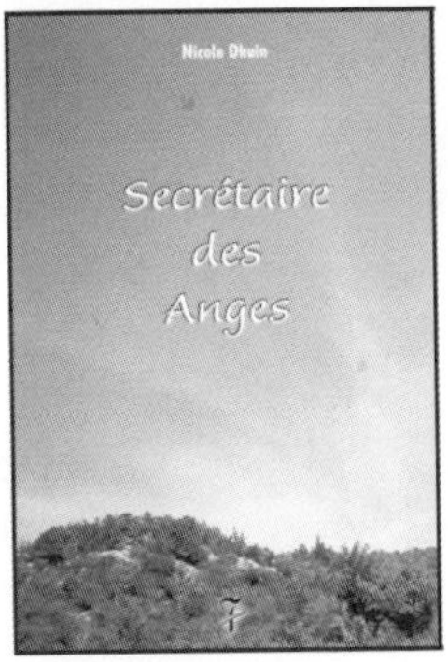

Secrétaire des Anges
Tome I

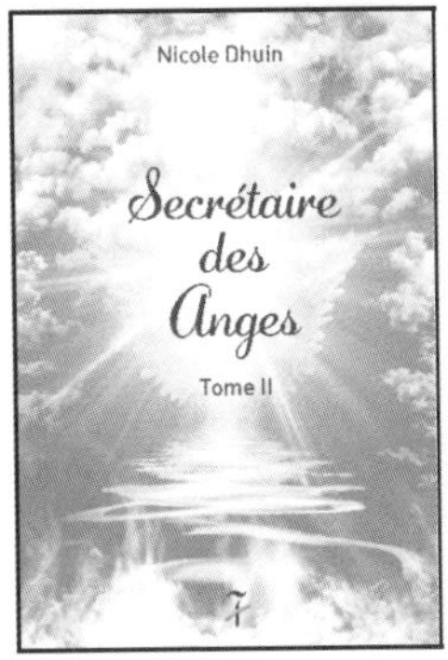

Secrétaire des Anges
Tome II

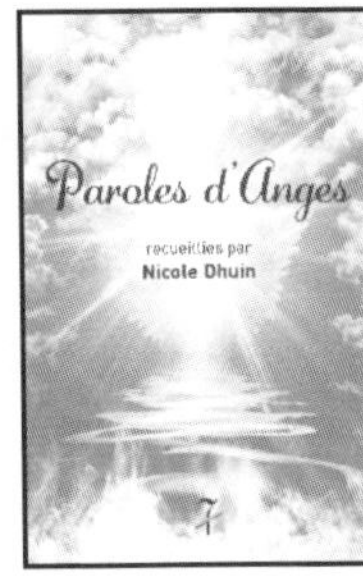

Paroles d'Anges

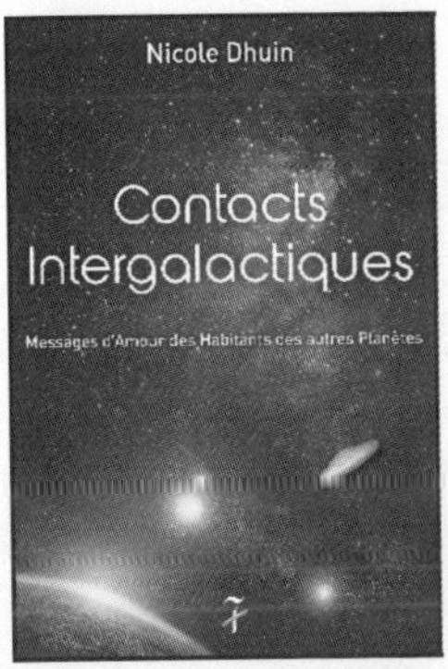

Contacts
Intergalactiques

Conscience
Maya

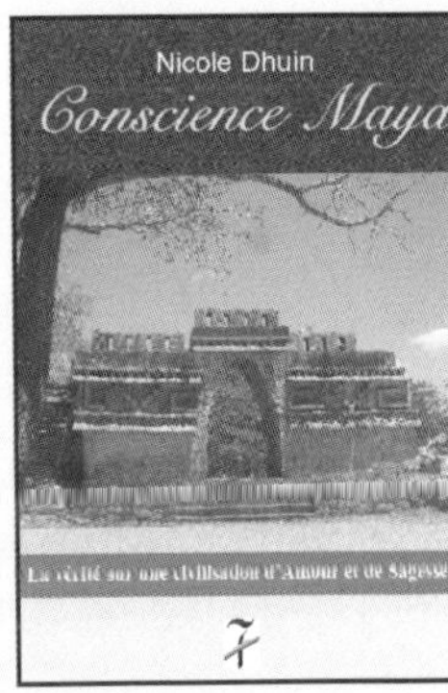

AUTRES AUTEURS
SPIRITUALITÉ ET CULTURE MAYA

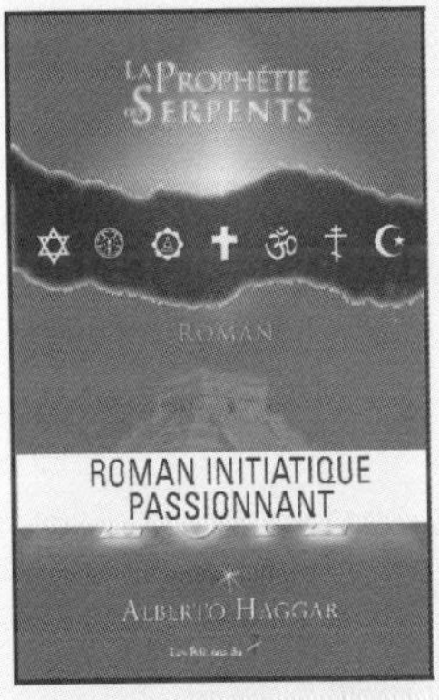

La Prophétie
des Serpents

d'Alberto Haggar

Religion
Science Maya

d'Hunbatz Men

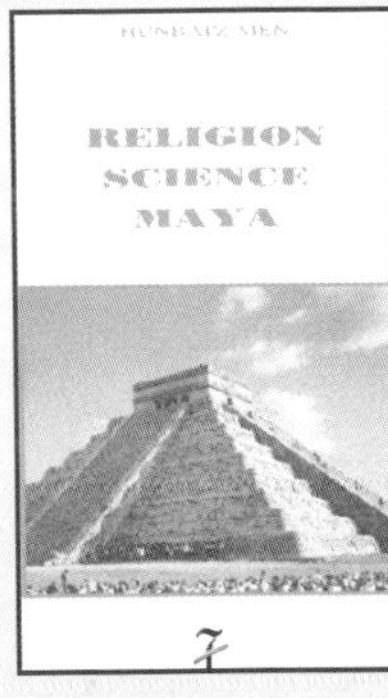

www.editionsdu7

Dépôt légal : décembre 2020 - N° imprimeur : 112067711-00
Imprimé en France par Présence Graphique - Monts